本书是一部历代伤寒论著作书目辑录的专著

（291年-2014年）

伤寒论类著作书目总览

主　编　李顺保

副主编　柳　直

学苑出版社

图书在版编目(CIP)数据

伤寒论类著作书目总览/李顺保主编. —北京:学苑出版社,2015.10
ISBN 978-7-5077-4877-2

Ⅰ.①伤… Ⅱ.①李… Ⅲ.①《伤寒论》-研究-古籍-专题目录
Ⅳ.①Z88:R222.29

中国版本图书馆 CIP 数据核字(2015)第 230145 号

责任编辑:陈 辉 付国英
出版发行:学苑出版社
社 址:北京市丰台区南方庄 2 号院 1 号楼
邮政编码:100079
网 址:www.book001.com
电子信箱:xueyuanpress@163.com
销售电话:010-67601101(销售部)、67603091(总编室)
经 销:新华书店
印 刷 厂:北京市广内印刷厂
开本尺寸:787×1092 1/16
印 张:12.5
字 数:120 千字
印 数:1—2000 册
版 次:2016 年 1 月第 1 版
印 次:2016 年 1 月第 1 次印刷
定 价:58.00 元

伤寒论类著作书目总览

主　　编　李顺保

副 主 编　柳　直

编写人员　（按姓氏笔画为序）

朱　燕　李顺保　柳　直

姚柳伊　樊小青

前　言

医圣张机，字仲景，河南南阳人士，生于东汉，系我国伟大的医学家，以撰著《伤寒杂病论》名震海内外。1993 年国际著名的英国维尔康医史研究所推荐世界医学伟人 29 位，张仲景名列第五位。

《伤寒杂病论》唐代后分为《伤寒论》和《金匮要略》二书，是"医门之圣书"，为中医经典之著作，被中医界奉为圭臬。《伤寒论》为感染科之金科，《金匮要略》为内科之玉律，系中医临床医学开山鼻祖，开创辨证论治之先河，具有系统而完整的理论性和实践性。

《伤寒论》自诞生之日起，备受中医学者的关注，千百年来从事《伤寒论》研究的著名学者就有百名之多。《伤寒论》类著作书目截止 2014 年已达 2251 种，其中《伤寒论》类著作存世书目 1156 种、《伤寒论金匮要略》合编类著作存世书目 94 种、《伤寒论》类著作亡佚存目 656 种、《伤寒论金匮要略》合编类著作亡佚存目 15 种。

《伤寒论》自唐代东渡日本后，日本汉方医学家研究《伤寒论》的著名学者亦有数十名，其《伤寒论》类著作亦达 330 种。

《伤寒论》类著作数量之多，不仅在世界医学著作中独占鳌头，同样在世界自然科学乃至社会科学著作中亦首屈一指。

为有利于中医学者研究、学习、查阅《伤寒论》及总结千余年研究《伤寒论》成果，我们特编写出本书（在《伤寒论版本大全》附录中增补，李顺保编著，学苑出版社，2000 年），为创造研究《伤寒论》的良好氛围，提供较为完整的文献和资料，希冀为发展伤寒学尽绵薄之力。

本书收录《伤寒论》类著作标准如下：

1. 时间：219 年至 2014 年。

2. 地域：中国及台湾、香港、澳门地区，日本，韩国。

3. 著作：《伤寒论》及《伤寒论金匮要略》合编类单行册著作及书

籍已亡佚但留书名者，《金匮要略》单行册著作不予收录。在《丛书》《全书》《类书》等中有《伤寒论》类著作可以单独成册者亦予收录。《伤寒论》类著作的校注本、重编本等，凡有新意者，皆作新书目编号收录。

4. 内容：每册《伤寒论》类著作按成书年代先后顺序排列，各册条目内容含书目名、卷数（不分卷者无此项）、作者名（多名作者只列第一名，余作等）、成书年代（不详者作年代不详）、出版者或出版社名（版次或翻印者按时间先后排列）。每册书目均编顺序号。

5. 特例：日本《伤寒论》类著作书名一律翻译成汉字简化字，凡是中国作者翻译的日本《伤寒论》类著作均收录于日本著作书目内。

本书将收录《伤寒论》类著作分为五类：

1.《伤寒论》类著作存世书目。

2.《伤寒论金匮要略》合编类著作存世书目。

3.《伤寒论》类著作存目。

4.《伤寒论金匮要略》合编类著作存目。

5. 日本《伤寒论》类著作存世书目。

本书参考和录用书籍如下：

1.《汉书·艺文志》汉·班固撰，唐·颜师古注

2.《隋书·经籍志》唐·魏征撰

3.《旧唐书·经籍志》后晋·刘昫等撰

4.《新唐书·艺文志》宋·宋祁，欧阳修撰

5.《宋史·艺文志》元·脱脱等撰

6.《明史·艺文志》清·张廷玉等撰

7.《历代伤寒书目考》1934年曹炳章撰

8.《中国图书联合目录》1961年中医研究院图书馆编

9.《中国分省医籍考》1984年天津中医学院编

10.《馆藏中医线装书目》1986年中国中医研究院图书馆编

11.《伤寒论辞典》刘渡舟主编

12.《全国中医图书联合书目》1991年北京图书馆中医研究院图书馆合编

13.《历代伤寒著作书目辑录》1991年唐明华编

14.《中医古籍珍本提要》1992年余瀛鳌编著

15.《伤寒论手册》1994年张启基等编

16.《历代史志书目著录医籍汇考》1994年李茂如等编著

17.《伤寒论学术史》1995年叶发正著

18.《伤寒论古今研究》1994年关庆增等主编

19.《中国医籍考》（日）丹波元胤

20.《宋以前医籍考》（日）冈西为人

21.《中国医学书目》（日）黑田源次

22.《全国总书目》1949年～1965年、1970年、1972年、1981年～1989年、1991年、1992年、1996年

23.《全国新书目》1966年～1969年、1971年～1987年

24.《全国科技图书总览》1991年～1994年、1996年、1997年

25.《科技新书目》1998年、1999年

26.《伤寒论版本大全》2000年李顺保编著

27.《中国医籍大辞典》2002年裘沛然主编

28.《宋元明清医籍年表》2005年刘时觉编

29.《皇汉医学书目一览》1927年（日）汤本求真撰

30.伤寒论研究史（日本の部）·龙野一雄，日本医学史杂志，1942，1305：278

31.修琴堂藏书目录抄·大塚敬节，汉方の临床，1974，21（2）：3

32.日本《伤寒论》研究的概况·松田邦夫，北京中医学院学报，1981，（4）：36

33.中国国家图书馆藏书目录电子检索·2014年国家图书馆编

本书前身《伤寒论版本大全》2000年由学苑出版社出版问世，倍受中外中医学家的高度赞许，并由此派生出数本《伤寒论》类著作，中医医史文献研究生亦都参考使用，遂使再次印刷面世，甚感欣慰！也成为修改和增补本书的动力，本书所收录《伤寒论》类中外著作之数堪称目前同类著作之最，无出其右者。

《伤寒论》类书籍数以千计，因年代久远，亡佚难免，残缺亦多。近代人虽加以整理，但遗漏、重复者亦不少见，故无公认之准确数字。我今步前人之后尘，错误难免，祈望专家学者斧正！

　　本书的顺利出版，得到学苑出版社孟白社长、陈辉副社长及付国英编辑的大力支持，深表谢忱！对参阅和摘录参考书籍的作者亦表敬意！

全国名老中医

甘肃省名中医

海陵七十六叟李顺保写于金城莒花斋

2015 年 2 月 23 日春节

目　　录

一、《伤寒论》类著作存世书目

0001 仲景全书·伤寒论　十卷(宋本伤寒论)　〔汉〕张仲景述；　　　　　1599 年
〔晋〕王叔和撰次；〔宋〕林亿等校正；〔明〕赵开美校刻
① 1912 年湖北柯逢时刊印本
② 1915 年神州医药书报社铅印本
③ 1923 年恽铁樵影印本
④ 1926 年上海复古书局石印本
⑤ 1931 年上海中医书局影印本
⑥ 1955 年重庆市中医学会铅印本(重辑宋本伤寒论)
⑦ 1973 年台湾台联国风书局铅印本
⑧ 1976 年上海人民卫生出版社(删去"平脉"、"辨脉"、"伤寒
例")
⑨ 1982 年台湾集文书局排印本
⑩ 1991 年刘渡舟主编《伤寒论校注》人民卫生出版社
⑪ 2000 年学苑出版社李顺保《伤寒论版本大全·宋本伤寒论》
⑫ 2010 年中医古籍出版社张新勇点校本
⑬ 2010 年科学技术文献出版社何丽春校注本
⑭ 2013 年福建科学技术出版社张玉萍校点本

0002 金匮玉函经　八卷　〔汉〕张仲景著；〔晋〕王叔和撰次
① 1066 年〔宋〕林亿等校正本
② 1084 年北宋元祐刊本
③ 1716 年上海陈士杰刊本
④ 1955 年人民卫生出版社影印本
⑤ 2000 年学苑出版社李顺保《伤寒论版本大全·金匮玉函经》
校注本

0003 康平本伤寒论　〔汉〕张仲景撰
① 1061 年〔日〕丹波雅忠抄本
② 1937 年〔日〕大冢敬节校注汉方医学会刊本
③ 1946 年苏州友助医学社刊本
④ 1947 年上海千顷堂铅印本

⑤ 1954 年上海千顷堂重印本

⑥ 1988 年湖南科技出版社铅印本

⑦ 2000 年学苑出版社李顺保《伤寒论版本大全·康平本伤寒论》校注本

0004 康治本伤寒论 〔汉〕张仲景撰

① 1143 年〔日〕沙门了纯抄录

② 1858 年〔日〕户上玄斐重校京都书林刊本

③ 1965 年〔日〕日本民族医学研究所影印本

④ 1982 年中医古籍出版社影印本

⑤ 2000 年学苑出版社李顺保《伤寒论版本大全·康治本伤寒论》校注本

⑥ 2012 年学苑出版社付国英《康治本·康平本伤寒论》点校本

0005 敦煌本伤寒论

① 1988 年马继兴主编《敦煌古医藉考释》江西科学技术出版社

② 1988 年赵健雄著《敦煌医粹》贵州人民出版社

③ 1994 年丛春雨主编《敦煌中医药全书》中医古籍出版社

④ 2000 年学苑出版社李顺保《伤寒论版本大全·敦煌本伤寒论》

0006 唐本伤寒论 〔汉〕张仲景著；〔唐〕孙思邈编次　　　　　628 年

① 628 年《千金翼方》本

② 1066 年林亿等校正《千金翼方》本

③ 1307 年梅溪书院复刻《千金翼方》本

④ 1605 年王肯堂《千金翼方》刊刻本

⑤ 1763 年保元堂《千金翼方》刊刻本

⑥ 1955 年、1985 年人民卫生出版社《千金翼方》影印本

⑦ 1997 年辽宁科技出版社《千金翼方》点校本

⑧ 1994 年中医古籍出版社钱超尘《唐本伤寒论》校注本

⑨ 2000 年学苑出版社李顺保《伤寒论版本大全·唐本伤寒论》校注本

0007 高继冲本伤寒论 〔汉〕张仲景撰；〔荆南〕高继冲编次　　968 年

① 992 年《太平圣惠方》本

② 1794 年日本宽政本

③ 1958 年人民卫生出版社排印本

④ 1993年学苑出版社钱超尘《伤寒论文献通考·高继冲本伤寒论》校注本

　⑤ 2000年学苑出版社李顺保《伤寒论版本大全·高继冲本伤寒论》点校本

0008 伤寒微旨论　二卷　〔宋〕韩祇和撰　　　　　　　　　　1086年

　① 1854年新昌庄氏过客轩校刻长恩书室丛书

　② 1914年上海千顷堂书局石印本

　③ 影钞文溯阁四库全书

　④ 见《四库全书》

　⑤ 见《守山阁丛书》

　⑥ 见《珠丛别录》

　⑦ 见《求志居丛书》

　⑧ 见《长恩书室丛书》

　⑨ 见《半亩园丛书》

　⑩ 见《丛书集成初编》

　⑪ 1985年中华书局

0009 伤寒论总病论　六卷　〔宋〕庞安时(安常)撰　　　　　1100年

　① 1823年黄氏思居礼居复宋刻本

　② 清光绪蜚英馆石印本

　③ 1912年武昌医馆刻本

　④ 1922年上海博古斋据士礼居黄氏丛书本影印

　⑤ 上海千顷堂书局据士礼居黄氏全书本影印

　⑥ 民国进业书局据士礼居黄氏丛书本影印

　⑦ 1956年商务印书馆铅印本

　⑧ 见《士礼居黄氏丛书》

　⑨ 见《四库全书》

　⑩ 见《武昌医馆丛书》

　⑪ 见《丛书集成初编》

　⑫ 1987年湖北科学技术出版社铅印本

　⑬ 1989年人民卫生出版社邹德环点校本

0010 伤寒类证活人书(南阳活人书)　二十卷　〔宋〕朱肱(翼中)撰　1107年

　① 1591年徐熔校刻本

　② 1616年刻本

　③ 1786年浙江问梅居士抄本

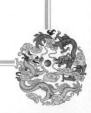

④ 清嘉庆刻本

⑤ 1884 年江南机器制造局刻本

⑥ 1886 年广东刻本

⑦ 1897 年儒林堂刻本

⑧ 1897 年广州拾芥园刻本

⑨ 棱陵吴鸣凤校刻本

⑩ 1919 年上海鸿章书局石刻本

⑪ 1939 年商务印书馆铅印本

⑫ 1955 年商务印书馆铅印本

⑬ 见《伤寒全书》

⑭ 见《古今医统正脉全书》

⑮ 见《丛书集成初编》

⑯ 1982 年台湾集文书局铅印精装本

⑰ 1978 年台湾文光图书有限公司铅印本

⑱ 2012 年中医古籍出版社刘从明校注本

0011 **伤寒百问　六卷**〔宋〕朱肱（翼中）撰　　　　　　　　1108 年

① 1757 年书林涩川清石旦门刻本

② 见《南阳活人书》

③ 2009 年学苑出版社李燕敏点校本

0012 **伤寒十劝　一卷**〔宋〕李子建　　　　　　　　年代不详

① 见《类证活人书》后附

② 见《医方类聚卷三十》

0013 **伤寒百证歌(注解仲景伤寒百证歌)　五卷**　　　　　1132 年

〔宋〕许叔微（知可）撰

① 元刻本

② 1852 年藏修书屋刻本

③ 清汀州张氏刻励志斋丛书本

④ 1881 年吴兴陆氏刻十万卷楼丛书本

⑤ 翠琅玕馆丛书本

⑥ 铁琴铜剑楼影抄本

⑦ 1889 年上海江左书林石印本

⑧ 1890 年新会刘氏藏修书屋刻本

⑨ 南海黄氏刻芋园丛书本

⑩ 成都铅印本

⑪ 1918 年福州郑奋扬校勘铅印本

⑫ 1935 年苏州国医书社铅印王氏医学丛书本

⑬ 1937 年上海商务印书馆铅印本

⑭ 见《述古丛抄》

⑮ 见《十万卷楼丛书》

⑯ 见《丛书集成初编》

⑰ 2004 年北京图书馆出版社影印本

0014 **伤寒九十论　十卷** 〔宋〕许叔微（知可）撰　　　　　1132 年

① 1853 年木活字排印琳琅秘室丛书本

② 1888 年会稽董氏取斯堂木活字排印琳琅秘室丛书本

③ 1899 年成都邓氏崇文斋刻本

④ 1912 年双流黄氏济忠堂刻本

⑤ 见《琳琅秘室丛书》

⑥ 见《求志居丛书》

⑦ 见《丛书集成初编》

⑧ 见《中国医学大成》

⑨ 1955、1956 年商务印书馆铅印合刊本

⑩ 1985 年中华书局

⑪ 见 2006 年线装书局《实用中医典籍宝库》影印本

0015 **伤寒发微论（注解仲景伤寒发微论）　三卷** 　　　1132 年

〔宋〕许叔微（知可）撰

① 元刻本

② 1611 年乔山堂刘龙田刻本

③ 1881 年吴兴陆氏十万卷楼丛书本

④ 1884 年上海王氏文海堂刻本

⑤ 见《十万卷楼丛书》

⑥ 见《丛书集成初编》

⑦ 见 2006 年线装书局《实用中医典籍宝库》影印本

0016 **伤寒百问歌　四卷** 〔宋〕钱闻礼撰　　　　　　　1162 年

① 1309 年刻本

② 明万历雷杏泉刻本

③ 1912 年武昌医馆刻本

④ 1960 年人民卫生出版社铅印本

⑤ 1977 年台湾大孚书局铅印本

一、《伤寒论》类著作存世书目

⑥ 1991 年中国书店据武昌医馆本影印本

⑦ 2009 年学苑出版社李燕敏点校本

0017 **伤寒解惑论** 一卷 〔宋〕汤尹才 　　　　　　1173 年

① 见《伤寒百问歌卷一》

② 见《医方类聚》

0018 **伤寒要旨** 二卷 〔宋〕李柽(与几) 　　　　　　1171 年

117 年始执郡斋刻本

0019 **伤寒补亡论(仲景伤寒补亡论)** 二十卷 〔宋〕郭雍(子和) 1181 年

① 明万历刻本

② 1821 年徐锦校刻本心太平轩藏板

③ 1911 年武昌医馆校刻本

④ 1909 年海丰吴氏梁园铅印豫医双璧本

⑤ 1925 年苏州锡承医社铅印本

⑥ 1959 年上海科技出版社铅印本(更名为仲景伤寒补亡论)

⑦ 见《豫医双璧》

⑧ 见《武昌医馆丛书》

⑨ 1992 年中国书店影印本

⑩ 1994 年人民卫生出版社排印本

⑪ 2011 年山西科学技术出版社影印本

0020 **伤寒类书活人总括(活人总括)** 七卷 　　　　　　1264 年

〔宋〕杨士瀛(登父、仁斋)撰

① 元刻本

② 1550 年朱崇正刻本

③ 1828 年鲍泰圻重校活字本

④ 见《鲍氏汇校医学四种》

⑤ 见《仁斋直指医学四种》

0021 **类编伤寒活人书括指掌图论(伤寒类证活人书括、证类伤寒活人** 1166 年
书括) 九卷 〔宋〕李知先(元象)原撰；〔元〕吴恕(蒙斋)图论；

〔明〕熊均(宗立、道轩、勿听子)续编

① 1564 年日新书堂刻本

② 1589 年金陵书坊唐少桥刻本

③ 明崇义詹道坚刻本

0022 **伤寒辨类括要** 一卷 〔宋〕刘元宾(子仪、通真子)撰 　　年代不详

抄本藏苏州市中医医院

0023 **伤寒括要诗**　一卷　〔宋〕刘元宾(子仪、通真子)撰
　　　见《医方类聚》

0024 **注解伤寒论**　十卷　〔汉〕张机(仲景)撰；〔金〕成无己注　　　1144 年
　　① 1144 年严器之刊本
　　② 1172 年王鼎刊本
　　③ 1304 年孝永堂刊本
　　④ 1365 年西园余氏刊本
　　⑤ 1509 年熊氏种德堂刊本
　　⑥ 1545 年江济川主一斋刊本
　　⑦ 1599 年赵开美《仲景全书》刊本
　　⑧ 明代步月楼《古今医统正脉全书》单行本
　　⑨ 1601 年吴勉学刊《古今医统正脉全书》单行本
　　⑩ 明代同德堂刊本
　　⑪ 1823 年贵文堂刊本
　　⑫ 1844 年信元堂刊本
　　⑬ 1862 年刊本
　　⑭ 1864 年刊本
　　⑮ 江阴朱文震本
　　⑯ 1865 年聚锦堂刊本
　　⑰ 1870 年常郡双白燕堂刊本
　　⑱ 1741 年《四库全书》本
　　⑲ 1875 年常郡宛委山庄刊本
　　⑳ 1880 年扫叶山房刊本
　　㉑ 1894 年和 1901 年崇文斋刊本
　　㉒ 1895 年文运书局刊本
　　㉓ 1986 年益元书局刊本
　　㉔ 1896 年湖南书局刊本
　　㉕ 1896 年复古斋刊本
　　㉖ 1899 年刊本
　　㉗ 1907 年京师书局刊本
　　㉘ 清广州大文堂本
　　㉙ 清两仪堂刊本
　　㉚ 补山房刊本
　　㉛ 文翰楼刊本

一、《伤寒论》类著作存世书目

㉜ 1923 年北京中医学社刊本

㉝ 1911 年、1912 年上海江东书局本

㉞ 1924 年上海启新书局本

㉟ 1924 年上海广雅书局本

㊱ 1924 年上海中华书局本

㊲ 1924 年上海中医书局本

㊳ 1924 年丰城熊罗宿影印本

㊴ 1919 年、1929 年、1936 年上海商务印书馆影印本

㊵ 1929 年上海受古书店本

㊶ 1956 年、1982 年人民卫生出版社影印本

㊷ 1963 年～1997 年人民卫生出版社排印本(汪氏本)10 次

㊸ 1997 年辽宁科技出版社点校本

㊹ 见 1999 年中医古籍出版社《中华医书集成》

㊺ 2000 年学苑出版社《伤寒论版本大全》排印点校本

㊻ 2005 年人民军医出版社王勇点校本

㊼ 见 2007 年华夏出版社《中医必读百部名著》

㊽ 2009 年学苑出版社张立平校注本

㊾ 2011 年中国医药科技出版社田思胜校注本

㊿ 2011 年台湾商务印书馆影印本

51 见 2012 年北京科学技术出版社《中医必读经典口袋书》

52 2012 年人民卫生出版社〔明〕汪济川校本

53 2013 年人民卫生出版社影印本

0025 伤寒明理论　三卷　〔金〕成无己撰　一卷

① 元刻本

② 明安政堂刻本

③ 1601 年新安吴勉学校刻《古今医统正脉全书》本

④ 1728 年洛阳万卷堂刻本

⑤ 1880 年扫叶山房刻本

⑥ 1894 年成都崇文斋邓氏刻《仲景全书》本

⑦ 1896 年益元书局刻本

⑧ 1896 年湖南书局刻本

⑨ 清常州陆氏双白燕堂刻本

⑩ 清广州大文堂刻本

⑪ 民国上海受古书店石印本

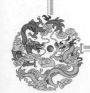

⑫ 1955 年商务印书馆铅印本

⑬ 1957 年上海卫生出版社铅印本

⑭ 1959 年科技卫生出版社铅印本

⑮ 见《古今医统正脉全书》

⑯ 见《注解伤寒论》附录

⑰ 见《仲景全书》

⑱ 见《丛书集成初编》

⑲ 见《中国医学大成》

⑳ 见 1997 年新文丰出版有限公司影印本《医统正脉全书》

㉑ 见 1999 年中医古籍出版社《中华医书集成》

㉒ 见 2006 年线装书局《实用中医典籍宝库》影印本

㉓ 2007 年中国中医药出版社张国骏校注本

㉔ 2009 年学苑出版社钱超尘考注本

0026 **伤寒直指** 十六卷 〔汉〕张机(仲景)述;〔晋〕王熙(叔和)撰; 1156 年
〔金〕成无己注

1759 年上海强健抄本

0027 **伤寒类证** 三卷 〔金〕宋元公 1163 年

① 1163 年刻本(据抱经楼藏书志)

② 见《仲景全书》

0028 **伤寒标本心法类萃** 二卷 〔金〕刘完素(守真、河间居士)撰 1186 年

① 1601 年吴勉学校刻《古今医统正脉全书》本

② 明万历中吴勉学刻《刘河间医学六书》本

③ 1907 年京师医局刻《古今年统正脉全书》本

④ 民国千顷堂书局石印《刘河间医学六书》本

⑤ 1982 年人民卫生出版社铅印本

⑥ 见《古今医统正脉全书》

⑦ 见《刘河间医学六书》

⑧ 见《丛书集成初编》

⑨ 见 2004 年江苏科学技术出版社《四库全书伤寒类医著集成》
影印本

0029 **伤寒直格(刘河间直格论方)** 三卷 〔金〕刘完素撰; 1186 年
〔元〕葛雍(仲穆)编

① 1328 年建安翠岩精舍刻本

② 1431 年刻本

③ 1609 年书林张斐刻本

④ 民国千顷堂书局石印刘河间医学六书本

⑤ 1982 年人民卫生出版社点校铅印本

⑥ 见《河间伤寒三、六书》

⑦ 见《河间医学六书》

⑧ 见《古今医统正脉全书》

⑨ 见《丛书集成初编》

⑩ 见 2006 年线装书局《实用中医典籍宝库》影印本

⑪ 2013 年中国书店影印本

0030 **伤寒心镜(伤寒心镜别集、张子和心镜别集)　一卷**　　　　　1217 年

〔金〕张从正(子和、戴人)撰；常德编

① 1609 年书林张斐刻本

② 1909 年上海千顷堂书局石印本

③ 见《古今医统正脉全书》

④ 见《刘河间医学六书》

0031 **伤寒心要(河间伤寒心要)　一卷**　〔金〕镏洪编　　　　　1234 年

① 元刊本据皕宋楼藏书志略

② 明种德堂本据图书寮善本书目略

③ 明嘉靖刊本据郎园读收志略

④ 1909 年上海千顷堂书局石印本

⑤ 见《古今医统正脉全书》

⑥ 见《刘河间医学六书》

⑦ 见《丛书集成初编》

⑧ 见 2006 年线装书局《实用中医典籍宝库》影印本

0032 **伤寒钤法**　〔金〕马宗素，程德斋撰　　　　　1234 年

① 清初陈长卿刻本

② 清东溪堂刻本

③ 1921 年上海大成书局石印本

④ 见《薛氏医案》

0033 **刘河间伤寒医鉴　一卷**　〔金〕马宗素撰　　　　　1235 年

① 1601 年吴勉学校刻《古今医统正脉全书》本

② 1909 年上海千顷堂书局印《刘河间医学六书》本

③ 见《古今医统正脉全书》

④ 见《刘河间医学六书》

⑤ 见《丛书集成初编》

⑥ 见2006年线装书局《实用中医典籍宝库》影印本

⑦ 见2007年江苏科学技术出版社《四库全书存目》

0034 **阴证略例** 一卷 〔元〕王好古(进之、海藏)撰 1237年

① 1879年归安陆心源十万卷楼丛书本

② 1956年上海商务印书馆铅印本

③ 1985年江苏科技出版社中医古籍小丛书点校本

④ 见《济生拔萃》

⑤ 见《十万卷楼丛书》

⑥ 见《三三医书》

⑦ 见《丛书集成初编》

⑧ 见《中国医学大成》

0035 **此事难知** 二卷 〔元〕王好古(进之、海藏)撰 1308年

① 1308年刻本

② 1484年刻本

③ 1529年梅南书屋刻东垣十书本

④ 1601年步月楼刻东垣十书本映旭斋藏板

⑤ 1881年广州云林阁刻本

⑥ 1907京师医书局刻古今医统正脉全书本、1923年补刻本

⑦ 清文奎堂刻本

⑧ 1956、1957年人民卫生出版社影印本

⑨ 1985年江苏科学技术出版社中医古籍小丛书校注本

⑩ 见《济生拔萃》

⑪ 见《古今医统正脉全书》

⑫ 见《东垣十书》

⑬ 见《四库全书》

⑭ 见影印《元明善本丛书十种》

0036 **伤寒纪玄妙用集** 十卷 〔元〕尚从善编次 1311年

浙江省图书馆藏抄本

0037 **伤寒活人指掌图** 三卷 〔元〕吴恕(如心、蒙斋)撰 1337年

① 元刻黑口本

② 1704年天盖楼刻本

③ 见《医方类聚》

0038 伤寒图歌活人指掌　五卷　〔元〕吴恕(蒙斋)撰　　　　1337 年
　　① 1600 年闽乔山堂刘龙田刻本
　　② 1605 年闽书林熊成治刻本
　　③ 1615 年刻本
　　④ 明末致和堂刻本
　　⑤ 清初清苑王轩刻本
　　⑥ 见《医要集览》

0039 伤寒活人指掌提纲　一卷　〔元〕吴恕撰　　　　　　1337 年
　　① 明刻《医要集览》本
　　② 见《医要集览》

0040 云歧子保命集论类要　三卷　〔元〕张璧(云歧子)撰　　1341 年
　　① 明宣德钱氏刻本
　　② 见《济生拔萃》
　　③ 见《丛书集成初编》

0041 伤寒金镜录(敖氏伤寒金镜录、外伤金镜录、伤寒舌辨)　　1341 年
　一卷　〔元〕敖氏撰；杜本(伯原)增订
　　① 1559 年马崇儒校刊本
　　② 1766 年钱塘王氏刻本
　　③ 医林指月本
　　④ 图书集成印书局据医林指月刻印本
　　⑤ 史可华重订本 1955 年杭州新医书局铅印本
　　⑥ 1956 年上海卫生出版社据前版重印本

0042 伤寒治例　一卷　〔明〕刘纯(宗厚)撰　　　　　1396 年
　　① 明刻本
　　② 见《刘纯医学全集》
　　③ 见 2007 年江苏科学技术出版社《四库全书存目》

0043 金镜内台方议　十二卷　〔明〕许宏(弘宗道)撰集　　1422 年
　　① 1794 年程永培校刻本
　　② 1819 年敬业乐群楼刻本
　　③ 1957 年上海卫生出版社铅印本
　　④ 1959 年上海科学技术出版社铅印本
　　⑤ 1985 年江苏科学技术出版社铅印本
　　⑥ 1986 年人民卫生出版社王云凯点校本
　　⑦ 见 2002 年上海古籍出版社《续修四库全书》影印本

0044 伤寒全生集 四卷 〔明〕陶华（尚文、节庵）撰 1445 年
　　① 1615 年在关中薛贞刻本
　　② 1640 年娄东蔡懋德刻本
　　③ 明崇祯豫章长春堂刻本
　　④ 1772 年松荫堂刻本
　　⑤ 1782 年古越尺木堂刻本，又眉寿堂刻本
　　⑥ 1810 年叶氏眉寿堂刻本
　　⑦ 1819 年眉寿堂刻本，又长洲书业堂刻本，桐石山房刻本
　　⑧ 1912 年上海江东书局石印本
　　⑨ 2012 年中原农民出版社谢忠礼校注本

0045 伤寒明理续论 〔明〕陶华撰 1445 年
　　① 明刻本
　　② 见《伤寒六书》
　　③ 见《古今医统正脉全书》
　　④ 见《丛书集成初编》
　　⑤ 见 2006 年线装书局《实用中医典籍宝库》影印本

0046 伤寒家秘的本 〔明〕陶华撰 1445 年
　　① 1529 年胡汝城刻本
　　② 见《伤寒六书》
　　③ 见《古今医统正脉全书》
　　④ 见《丛书集成初编》
　　⑤ 见 2006 年线装书局《实用中医典籍宝库》影印本

0047 伤寒六书 〔明〕陶华撰 1445 年
　　（1）**伤寒家秘的本 一卷**
　　（2）**伤寒明理续论 一卷**
　　（3）**伤寒琐言 一卷**
　　（4）**伤寒杀车槌法 一卷**
　　（5）**伤寒一提金启蒙 一卷**
　　（6）**伤寒脉证截江网 一卷**
　　① 1522 年刻本
　　② 1601 年吴勉学校刻《古今医统正脉全书》本
　　③ 1612 年李存济刻本
　　④ 明万历书林锡环堂刻本
　　⑤ 明武林何景道刻本

⑥ 明学会堂刻本

⑦ 明书林遗德堂刻本

⑧ 1833 年文发堂刻本

⑨ 1864 年经国堂刻本

⑩ 清敦化堂刻本

⑪ 清大兴堂刻本

⑫ 清味经堂刻本

⑬ 清鸣盛堂刻本

⑭ 1901 年京师医书局刻《古今医统正脉全书》本 1923 年补刻

⑮ 1930 年上海千顷堂石印本

⑯ 1931 年、1934 年上海中医书局铅印本

⑰ 1990 年人民卫生出版社点校本

⑱ 见《古今医统正脉全书》

⑲ 见《丛书集成初编》

⑳ 见 2002 年上海古籍出版社《续修四库全书》影印本

0048 伤寒一提金启蒙 一卷 〔明〕陶华撰   1445 年

  ① 见《伤寒六书》

  ② 见《古今医统正脉全书》

  ③ 见《丛书集成初编》

0049 伤寒琐言 一卷 〔明〕陶华撰   1445 年

  ① 1522 年刻本

  ② 见明刊《医书四种》

  ③ 见《伤寒六书》

  ④ 见《古今医统正脉全书》

  ⑤ 见《丛书集成初编》

0050 伤寒杀车槌法 一卷 〔明〕陶华撰   1445 年

  ① 见《伤寒六书》

  ② 见《古今医统正脉全书》

  ③ 见《丛书集成初编》

0051 伤寒脉证截江网 一卷 〔明〕陶华撰   1445 年

  ① 见《伤寒六书》

  ② 见《古今医统正脉全书》

  ③ 见《丛书集成初编》

一、《伤寒论》类著作存世书目

　　⑩ 见 2004 年江苏科学技术出版社《四库全书伤寒类医著集成》
　　　影印本

　　⑪ 2009 年山西科学技术出版社

　　⑫ 2009 年中国中医药出版社储全根校注本

　　⑬ 2009 年学苑出版社陈居伟校注本

0062　**伤寒论注三种**　〔明〕方有执
　　1957 年上海商务印书馆铅印本

0063　**仲景伤寒论注解**　〔明〕方有执撰；〔清〕北园主人删订
　　1819 年拱辰堂刻本

0064　**伤寒三秘**　〔明〕刘浴德（肖斋、子新）撰　　　　　　1596 年
　　1596 年刻本

0065　**校定伤寒论旧文理镜**　六卷　〔明〕王肯堂（字泰）校；　1602 年
　　〔明〕卜日义（康信）注
　　1602 年刻本

0066　**伤寒证治准绳**　八卷　〔明〕王肯堂（宇泰、损庵、念西居士）辑　1604 年
　　① 1604 年刻本
　　② 1699 年金坛虞氏刻本
　　③ 1793 程永培校修敬堂刻本
　　④ 1892 年上海图书集成印书局铅印本
　　⑤ 清九思堂刻本
　　⑥ 1912 年上海鸿宝斋石印本
　　⑦ 1935 年上海扫叶山房石印本
　　⑧ 见《六科证治准绳》

0067　**东垣伤寒正脉**　十二卷　〔明〕王执中（叔权）撰　　　1608 年
　　明万历云间姚氏世征堂刻本

0068　**伤寒典**　二卷　〔明〕张介宾（会卿、景岳、通一子）撰　1624 年
　　见《景岳全书》

0069　**治伤寒全书**　〔明〕李盛春　　　　　　　　　　　　　1626 年
　　见《医学研悦》

0070　**伤寒五法**　〔明〕陈长卿撰　　　　　　　　　　　　　1631 年
　　① 1631 年权滋堂刻本
　　② 1666 年石楷校刻本
　　③ 1667 年颐志堂刻本
　　④ 1683 年刻本

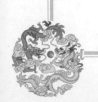

⑤ 1785 年浪华好古堂梧桐馆刻本

⑥ 见《伤寒三种》

⑦ 见十竹斋刊《袖珍本医书》

0071 **伤寒活人指掌补注辨疑** 三卷 〔明〕童养学(壮吾)编   1632 年

① 明崇祯刻本

② 1661 年醉耕堂刻本

③ 1795 年黄鹤龄家刻本

④ 1888 年刻本

⑤ 见《伤寒六书纂要辨疑》后附

0072 **伤寒六书纂要辨疑** 四卷 〔明〕童养学(壮吾)撰   1632 年

① 1632 年金陵原刻本

② 1658 年大梁周氏醉耕堂刻本

③ 1661 年新筑玉堂书室刻本

④ 1797 年乐道堂刻本

⑤ 1984 年中医古籍出版社据 1632 年刻本影印本(附伤寒活人
  指掌补注辨疑)

0073 **伤寒集验** 六卷 〔明〕陈文治(国章)撰   1633 年

① 1633 年四川布政司刻本

② 1980 年上海古籍书店据崇祯六年本影印

0074 **伤寒会要** 〔明〕江原岷   1637 年

1637 年抄本(上海中医学院图书馆藏)

0075 **伤寒补天石** 二卷 续二卷 〔明〕戈维城(存橘)撰   1644 年

① 1811 年朱陶性活字本经义堂藏板

② 清宁波汲绠堂刻本

③ 清金阊经义堂刻本

④ 1932 年上海中医书局铅印本

⑤ 见《活人精言》

0076 **伤寒论遥问(附张仲景伤寒原方遥问)** 十四卷   1644 年

〔明〕徐行(周道、还园)编

0077 **伤寒续论遥问** 〔明〕徐行(周道、还园)编   1644 年

上海中医药大学图书馆藏清抄本

0078 **伤寒秘要** 二卷 〔明〕陈长卿撰   1644 年

见十竹斋刻《袖珍本医书》

0079 **伤寒意珠篇　二卷**　〔明〕韩籍琬撰　　　　　　　1644 年
明画锦堂刻本

0080 **张卿子伤寒论　七卷**　〔明〕张遂辰(卿子、相期、西庄老人)撰　　1644 年
　① 明刻本
　② 清初圣济堂刻本
　③ 清文翰楼刻本
　④ 清锦和堂刻本
　⑤ 1929 年上海受古书店石印本
　⑥ 1956 年上海卫生出版社铅印本
　⑦ 见《仲景全书(五种本)》
　⑧ 见《中国医学大成》

0081 **伤寒括要　三卷　附方二卷**　〔明〕李中梓(士材、念莪、
尽凡居士)撰　　　　　　　　　　　　　　　　　　1649 年
　① 1649 年刻本
　② 清康熙刻本
　③ 清嘉庆朱陶活字本白鹿山房藏板
　④ 清书三味楼刻本
　⑤ 见《珍本医书集成》

0082 **撰集伤寒世验精法　八卷**　〔明〕张吾仁(春台)撰；　　1666 年
〔清〕张于乔(孟迁)编
　① 1666 年刻本
　② 1743 年天中保和堂刻本
　③ 清乾隆刻本
　④ 1817 年思诚堂杜氏刻本
　⑤ 1890 年广东文乐轩刻本
　⑥ 1992 年上海科技出版社影印本

0083 **仲景伤寒论疏钞金锌**　〔明〕卢之颐(繇生、晋公、子繇、
芦中人)撰　　　　　　　　　　　　　　　　　　　1644 年
　① 明刻本
　② 1649 年刻本
　③ 1657 年刻本

0084 **伤寒总论**　〔明〕秦昌遇(景明)撰　　　　　　　　　1706 年
清刻本

0085 **伤寒三种** 〔明〕胡正心纂集 1632 年
 （1）陈长卿伤寒五法
 （2）陈长卿伤寒秘要
 （3）杜本伤寒金镜
 见十竹斋刻《袖珍本医书》

0086 **类编伤寒活人书括指掌图论** 十卷 〔明〕熊宗立（道轩、
 勿听子）
 ① 明正德间刻本
 ② 1508 年刻本
 ③ 1589 年金陵书坊唐少桥刊本
 ④ 明崇义詹道坚刻本

0087 **伤寒门医案** 〔明〕萧京（万兴、通隐子》 1644 年
 见《轩歧救正录》

0088 **集注伤寒论** 〔明〕赵开美集注 1599 年
 见《张仲景医学全书》

0089 **伤寒心大成** 四卷 〔明〕陈法昂参订 1687 年
 清康照初天盖楼刊本

0090 **伤寒述微** 三卷 〔清〕李杕撰 1646 年
 南益堂刻本

0091 **尚论篇**（尚论张仲景伤寒论重编三百九十七法、伤寒尚论篇） 1648 年
 四卷 〔清〕喻昌（嘉言、西昌老人）撰
 ① 见 2004 年江苏科学技术出版社《四库全书伤寒类医著集成》
  影印本
 ② 见 2007 年华夏出版社《中医必读百部名著》
 ③ 2009 年学苑出版社张海鹏校注本

0092 **尚论后篇** 四卷 〔清〕喻昌（嘉言、西昌老人）撰 1648 年
 ① 1648 年锡环堂刻本
 ② 清康熙刻本
 ③ 1736 年两仪堂刻本
 ④ 1739 年靖安在兹园刻本
 ⑤ 1740 年三让堂刻本
 ⑥ 1742 年葵锦堂刻本
 ⑦ 1763 年黎川陈守城刻本集思堂藏板
 ⑧ 1765 年嵩秀堂刻本

⑨ 1785 年步月楼刻本

⑩ 1795 年博古堂刻本

⑪ 1808 年同文堂刻本

⑫ 清同治竹秀山房刻本

⑬ 1894 年上海图书集成印书局铅印本

⑭ 1898 年、1900 年、1909 年上海扫叶山房石印本

⑮ 1899 年刻本

⑯ 1900 年校经山房石印本

⑰ 1905 年经元书室刻本

⑱ 1907 年简青斋书局石印本

⑲ 清同仁堂刻本

⑳ 清车溪堂刻本

㉑ 清右文堂刻本

㉒ 清重庆善城堂刻本

㉓ 清宏道堂刻本

㉔ 1917 年南昌刻豫章丛书本

㉕ 1929 年、1940 年锦章书局石印本

㉖ 1940 年章福记书局石印本

㉗ 民国上海广益书局石印本

㉘ 1955 年上海锦章书局石印本

㉙ 见《喻氏医书三种》

㉚ 见《四库全书》

㉛ 1984 年江西人民出版社《喻嘉言医学三书》本

㉜ 1976 年台湾新文丰出版股份有限公司铅印本

0093 **伤寒脉证歌** 二卷 〔清〕喻昌编　　　　　　　　　　　1664 年
　　　　1751 年虚白堂张超校刻本

0094 **伤寒起景集** 〔清〕吴及(修会)撰　　　　　　　　　　1657 年
　　　　抄本藏上海中医学院图书馆

0095 **伤寒论宗印** 八卷 〔清〕张志聪(隐庵)注　　　　　　　1663 年
　　　　清康熙刻本

0096 **伤寒大成** 〔清〕张璐(路玉、石顽老人)　　　　　　　　1665 年
　　　(1) **伤寒缵论** 二卷 〔清〕张璐撰
　　　(2) **伤寒绪论** 二卷 〔清〕张璐撰
　　　(3) **伤寒舌鉴** 〔清〕张登撰

（4）**伤寒兼证析义** 〔清〕张倬撰

（5）**诊宗三昧** 〔清〕张璐撰

　① 1665 年隽永堂刻本

　② 1667 年金阊书业堂刻本

　③ 1667 年同德堂刻本

　④ 1668 年明德堂刻本

　⑤ 1894 年上海图书集成印书局铅印本

　⑥ 见《张氏医书七种》

0097　**伤寒绪论　二卷** 〔清〕张璐撰　　　　　　　　　　　　1665 年

　① 1667 年刻本

　② 1668 年明德堂刻本

　③ 清雍正善成堂刻本

　④ 清乾隆嘉庆间金阊书业堂刻本

　⑤ 1801 年刻本

　⑥ 1835 年刻本

　⑦ 1804 年东都亦西斋刻本

　⑧ 1894 年上海图书集成印书局铅印本

　⑨ 见《伤寒大成》

　⑩ 见《张氏医书七种》

0098　**伤寒缵论　二卷** 〔清〕张璐撰　　　　　　　　　　　　1665 年

　① 1665 年刻本

　② 1667 年思德堂刻本

　③ 清乾隆金阊书业堂刻本

　④ 1801 年刻本

　⑤ 1804 年刻本

　⑥ 1899 年浙江书局据日本文化元年原板重印本

　⑦ 清天禄堂刻本

　⑧ 清隽永堂刻本

　⑨ 见《张氏医书七种》

0099　**伤寒兼证析义** 〔清〕张倬（飞畴）撰　　　　　　　　　　1665 年

　① 1667 年金阊书业堂刻本

　② 1689 年即墨郭琇刻本

　③ 1894 年上海图书集成印书局铅印本（附伤寒舌鉴）

　④ 1895 年上海局石印本

⑤ 1907 年上海书局石印本（附伤寒舌鉴）

⑥ 见《伤寒大成》

⑦ 见《张氏医书七种》

⑧ 见《四库全书》

⑨ 见《中国医学大成》

⑩ 见 2004 年江苏科学技术出版社《四库全书伤寒类医著集成》
影印本

0100 **伤寒述** 〔清〕张璐撰 　　　　　　　　　　　　　　　　　1667 年
北京中医药大学图书馆存抄本

0101 **伤寒手援** 〔清〕施端教撰 　　　　　　　　　　　　　　　1667 年
1667 年刻本

0102 **伤寒尚论篇全书** 〔清〕喻昌撰；〔清〕徐彬（忠可）编 　　　1667 年

　　(1) **尚论篇四卷** 〔清〕喻昌撰

　　(2) **伤寒尚论篇编次仲景原文一卷** 〔清〕喻昌编

　　(3) **伤寒百十三方发明一卷** 〔清〕徐彬撰

　　(4) **伤寒抉疑一卷** 〔清〕徐彬撰

　　(5) **伤寒图说一卷** 〔清〕徐彬撰
清康熙书林李秀芝宋诚甫刻本

0103 **伤寒方论** 〔清〕徐彬撰 　　　　　　　　　　　　　　　　1667 年

　　① 日本皮纸刻本

　　② 中国中医科学院图书馆藏本

0104 **伤寒抉疑** 一卷 〔清〕程云来，喻嘉言，徐彬撰 　　　　　1667 年
中国中医科学院图书馆藏本

0105 **伤寒百十三方发明** 〔清〕徐彬（忠可）撰 　　　　　　　　1667 年

　　① 1667 年刻本

　　② 见《伤寒尚论篇全书》

0106 **伤寒舌鉴** 一卷 〔清〕张登（诞先） 　　　　　　　　　　1668 年

　　① 1668 年刻本

　　② 1870 年上海大魁桢记刻本

　　③ 1877 年维扬文富堂刻本

　　④ 1787 年刻本

　　⑤ 1885 年校经山房刻本

　　⑥ 1885 年扫叶山房刻本

　　⑦ 1886 年锡山月琴阁刻本

⑧ 1887 年古吴绿慎堂刻本

⑨ 1904 年扫叶山房刻本

⑩ 1912 年上海江东书局石印本

⑪ 1854 年上海锦章书局铅印本

⑫ 1958 年上海卫生出版社铅印本

⑬ 1959 年上海科技出版社铅印本

⑭ 见《四库全书》

⑮ 见《陈修园医书四十、六十种》

⑯ 见 2004 年江苏科学技术出版社《四库全书伤寒类医著集成》影印本

0107 **伤寒来苏集** 八卷 〔清〕柯琴（韵伯）撰 1669 年

(1) **伤寒论注** 四卷

(2) **伤寒论翼** 二卷

(3) **伤寒附翼** 二卷

① 1706 年刻本

② 1755 年昆山马氏绥福堂刻本

③ 1766 年博古堂刻本

④ 清乾隆金阊绿慎堂刻本

⑤ 清初三多斋刻本

⑥ 清嘉庆古香室刻本

⑦ 1840 年一经堂刻本

⑧ 1865 年灵芝堂刻本

⑨ 1900 年宁乡世德堂刻本

⑩ 1906 年上海玉麟局石印本

⑪ 1909 年同文会刻本

⑫ 清文聚堂、务本堂、宏道堂、扫叶山房、弘仁会、金阊经文堂、文富堂、文魁堂诸刻本

⑬ 1921 年上海会文堂书局石印本

⑭ 1931 年上海千顷堂书局石印本

⑮ 1931 年大众医学社石印本

⑯ 1932 年广州民强书局铅印本

⑰ 1933 年广东顺德吴尚德堂铅印本

⑱ 上海锦章书局石印本

⑲ 上海文瑞楼石印本

⑳ 1956 年上海卫生出版社铅印本

㉑ 1959 年上海科学技术出版社铅印本

㉒ 1986 年上海科技出版社铅印本

㉓ 见《中国医学大成》

㉔ 2006 年中国中医药出版社王震校注本

㉕ 2009 年学苑出版社张海鹏校注本

㉖ 2010 年山西科学技术出版社

㉗ 2011 年中国医药科技出版社柳旋校注本

0108 **伤寒论注** 四卷 〔清〕柯琴撰　　　　　　　　　1669 年

① 1755 年昆山马氏绥福堂刻本

② 1755 年扫叶山房刻本

③ 1760 年博古堂刻本

④ 清乾隆金阊经义堂刻本

⑤ 1804 年萧氏敬业斋刻本

⑥ 清光绪金阊绿慎堂刻本

⑦ 1909 年同文会刻本

⑧ 清文富堂、弘仁会、文聚堂、文魁堂、诸刻本

⑨ 民国上海文楼石印本

⑩ 民国上海锦章书局石印本

⑪ 见《伤寒来苏集》

⑫ 见《中国医学大成》

⑬ 见《医现元枢》

⑭ 见 1999 年中医古籍出版社《中华医书集成》

0109 **伤寒启蒙集稿** 〔清〕柯琴撰　　　　　　　　　1669 年

辽宁省中医学院图书馆藏抄本

0110 **伤寒析疑** 四卷 〔清〕柯琴撰；钱谅臣集注　　　1669 年

1816 年白鹿山房刻本

0111 **伤寒经注** 十三卷 〔清〕程知（扶生）编　　　　1669 年

① 1699 年澹远堂刻本

② 1766 年勤慎堂刻本

0112 **伤寒证治明条** 八卷 〔清〕马中骅撰　　　　　　1669 年

苏州医学院图书馆藏清丁忠达抄本

0113 **伤寒论后条辨** 十五卷 〔清〕程应旄（郊倩）撰　　1670 年

① 1671 年式好堂刻本

② 1744 年致和堂刻本

③ 1744 年文明阁刻本

④ 清美锦堂刻本

⑤ 见 2002 年上海古籍出版社《续修四库全书》影印本

⑥ 2009 年中国中医药出版社王旭光校注本

⑦ 2011 年中国医药科技出版社王旭光点校本

0114 **经方衍义　五卷**　〔清〕史树骏（庸庵）　　　　　　1671 年
1671 年刻本

0115 **伤寒论纲目　九卷**　〔清〕张志聪（隐庵）撰　　　　1673 年
1673 年著者自刻本

0116 **伤寒方翼**　〔清〕柯琴（韵伯）撰　　　　　　　　　1669 年

① 北京图书馆藏有抄本

② 1920 年赵氏华轩乌丝栏抄本

0117 **伤寒附翼　二卷**　〔清〕柯琴撰　　　　　　　　　　1674 年

① 清康熙刻本

② 1755 年昆山马中骅刻本

③ 1766 年刻本

④ 1854 年刻本

⑤ 清同治刻本

⑥ 1900 年刻本

⑦ 清文聚堂、金阊绿慎堂、扫叶山房、条本堂、古香室诸刻本

⑧ 1931 年上海千顷堂书局石印本

⑨ 见《伤寒来苏集》

⑩ 2013 年学苑出版社李顺保、程卫东校注

0118 **伤寒论翼　二卷**　〔清〕柯琴撰　　　　　　　　　　1674 年

① 1716 年江都王氏秩斯堂刻本

② 1734 年刻本

③ 1747 年歙州程氏重刻本

④ 1755 年马中骅校刻本

⑤ 1766 年博古堂刻本

⑥ 1893 年苏州绿荫堂刻本

⑦ 清古香室，三多斋、宏道堂、聚文堂、务本堂诸刻本

⑧ 见《伤寒来苏集》

⑨ 见《中国医学大成》

⑩ 见《艺海珠尘》

⑪ 见《丛书集成初编》

⑫ 1985 年中华书局

⑬ 见 2006 年线装书局《实用中医典籍宝库》影印本

0119 **伤寒法祖** 二卷 〔清〕任越庵撰 　　　　　　　　　　1674 年

见《珍本医书集成》

0120 **伤寒折衷** 二十卷 〔清〕林澜（观子）撰 　　　　　　1680 年

1680 年刻本

0121 **伤寒正宗** 八卷 〔清〕史以甲（子仁）撰 　　　　　　1678 年

1678 年刻本

0122 **伤寒辨证** 四卷 〔清〕陈尧道（素中）撰 　　　　　　1678 年

① 清康熙家刻本

② 1679 年刻本

③ 1762 年至诚堂刻本

④ 1806 年苏树堂刻本

⑤ 1852 聚奎堂刻本

⑥ 上海会文堂石印本

⑦ 1957 年人民卫生出版社据 1806 年苏树堂刻本影印

⑧ 1992 年人民卫生出版社中医古籍整理丛书点校本

0123 **伤寒括义必读** 〔清〕刘古汝撰 　　　　　　　　　　1678 年

1678 年修吉堂刻本

0124 **伤寒论辨证广注** 十四卷 〔清〕汪琥（苓友）撰 　　　1680 年

① 1680 年吴郡萧家巷汪氏自刻本

② 清康熙平阳季子东璧刻本

③ 清槐荫堂据汪氏自刻本重印

④ 1958 年上海卫生出版社影印本

⑤ 1959 年上海科技出版社影印本

0125 **中寒论辨证广注** 三卷 〔清〕汪琥 　　　　　　　　　1680 年

① 清康熙平阳季子东璧刻本

② 见《伤寒论辨证广注》

0126 **伤寒论三注** 十六卷 〔清〕周扬俊（禹载）撰 　　　　1683 年

① 1683 年刻本

② 1780 年松心堂刻本

③ 清乾隆嘉禾堂刻本

④ 1887 年味经堂刻本

⑤ 1887 年渔古山房刻本

⑥ 1910 年扫叶山房石印本

⑦ 见 2007 年学苑出版社《清代版刻牌记图录》影印本

0127 **伤寒论集注** 六卷 〔清〕张志聪（隐庵）撰；　　　　　1683 年
〔清〕张世栻（士宗）续补

① 清乾隆刻本

② 1856 年刻本

③ 1870 年内邑公司刻本

④ 1899 年石印本

⑤ 1908 年石印本

⑥ 清平远楼刻本

⑦ 1912 年成都昌福公司铅印本

⑧ 1914 年国粹书局石印本

⑨ 1917 年章福书局石印本

⑩ 1923 年上海炼石斋书局石印本

⑪ 1923、1925、1928、1930、1932、1936 年上海广益书局石印本

⑫ 1936 年核经山房铅印本

⑬ 民国上海进步书局石印本

⑭ 民国上海锦章书局石印本

⑮ 1954 年锦章书局石印本

⑯ 见 2002 年上海古籍出版社《续修四库全书》影印本

⑰ 2009 年学苑出版社张金鑫校注本

0128 **伤寒六经辨证治法** 八卷 〔清〕沈明宗（目南、秋湄）编　　1693 年

① 清康熙世德堂刻本

② 清步月楼刻本

③ 1809 年刻本

④ 见《中国医学大成》

⑤ 2011 年山西科学技术出版社影印点校珍藏版

0129 **伤寒六经纂注** 二十四卷 〔清〕沈明宗（目南、秋湄）撰　　1693 年
见《医征五种》

0130 **伤寒源流** 六卷 〔清〕陶憺庵编　　　　　　　　　　　1697 年

① 1697 年杨家修等校刻本

② 1985 年中医古籍出版社一函六册线装本

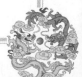

一、《伤寒论》类著作存世书目

③ 2010 年湖南科学技术出版社

0131 **伤寒近编前集　五卷　后集　五卷**　〔清〕陈治(三农)撰　　　1697 年
见《证治大还》

0132 **医宗承启　六卷**　〔清〕吴人驹(灵稚)撰　　　1702 年
① 1702 年兰松堂刻本
② 1704 年永思堂刻本
③ 1822 年兰松堂刻本

0133 **伤寒论条辨续注　十二卷**　〔清〕郑重光(在辛、素圃、完夫)续注　1705 年
① 1705 年广陵秩斯堂刻本
② 2009 年中国中医药出版社黄金玲校注本

0134 **伤寒溯源集　十卷(又名张仲景伤寒论证治发明溯源集)**　　　1707 年
〔清〕钱潢(天来)撰
① 1749 年虚自室刻本
② 1957 年上海卫生出版社铅印本
③ 1959 年上海科学技术出版社铅印本
④ 2009 年学苑出版社周宪宾校注本

0135 **伤寒伐洗十二稿　三卷**　〔清〕钱座书撰　　　1710 年
上海中医药大学图书馆藏抄本

0136 **伤寒论方法正传**　〔清〕程瑷(绳玉),程铎合编　　　1711 年
1711 年觉后堂刻本

0137 **伤寒论证辨　二卷**　〔清〕郑重光(在辛、素圃、完夫)编　　　1712 年
① 1712 年许华生刻本广陵至力堂藏板
② 见《郑彤园医书四种》

0138 **伤寒附余**　〔清〕张锡驹(今韶)
见《伤寒论直解》附录

0139 **伤寒药性赋**　〔清〕蒲松龄(留仙)撰
见《蒲松龄集》

0140 **伤寒论直解　六卷**　〔清〕张锡驹(令韶)　　　1712 年
① 1712 年钱塘张氏三余堂刻本
② 1885 福州醉经阁刻本
③ 2002 年上海古籍出版社《续修四库全书》影印本

0141 **伤寒论三注　十七卷　附伤寒医方歌诀　一卷**　　　1713 年
〔清〕周扬俊(禹载)编；〔清〕刘宏璧删补
① 1713 年刻本

② 1723 年刻本

③ 1743 年世德堂刻本

④ 1890 年平阳李氏刻本

⑤ 浙江书局刻本

⑥ 见 2007 年学苑出版社《清代版刻牌记图录》影印本

0142 **伤寒大白**　四卷　〔清〕秦皇士(之桢)撰　　　　　　1714 年

① 1714 年其顺堂陈氏刻本

② 1714 年博古堂刻本

③ 1884 年还读楼刻本

④ 1915 年成都昌福公司铅印本

⑤ 1922 年吴门宁瑞堂殷氏石印本

⑥ 1982 年人民卫生出版社铅印本

⑦ 2012 年中国中医药出版社杨丽平点校本

0143 **陶氏伤寒全书**　四卷　〔明〕陶华原撰；〔清〕何损(伯吹)编　　1719 年
中国中医研究院图书馆藏 1719 年抄本

0144 **伤寒论类注**　八卷　〔清〕余谦牧注　　　　　　　　1720 年
上海中医药大学院图书馆藏抄本

0145 **伤寒论本义**　十卷　〔清〕魏荔彤(念庭)编　　　　　1721 年

① 康熙刻本

② 1724 年宝纶堂刻本

③ 1724 年学耕堂刻本

④ 1725 年刻本

⑤ 清乾隆绿荫堂刻本

⑥ 见《伤寒论本义金匮要略方论本义》合刻

⑦ 2008 年中医古籍出版社刘从明点校本

0146 **伤寒直指**　二卷　〔清〕余远撰　　　　　　　　　　1721 年
摘自伤寒论辞典

0147 **伤寒句解释意**　〔清〕陈裕(无知子)编　　　　　　　1722 年
中国中医科学院图书馆藏清乾隆抄本

0148 **伤寒证治准绳增删**　八卷　〔清〕陆遇霖撰　　　　　1722 年
清康熙最乐堂刻本

0149 **伤寒书稿**　作者佚名　　　　　　　　　　　　　　　1722 年
中国中医科学院图书馆藏 1722 年稿本

0150 **伤寒经解** 八卷 〔清〕姚球集注   1724 年
  ① 安徽省图书馆藏抄本
  ② 2004 年上海科学技术出版社查炜点校本

0151 **伤寒论集注外篇** 四卷 〔清〕徐赤（五成）撰   1727 年
  见《伤寒论集注》

0152 **伤寒论集注** 十卷 附外篇 四卷 〔清〕徐赤（五成）集注   1727 年
  ① 1727 年著者自刻本
  ② 1752 年瓜泾徐氏家刻本

0153 **伤寒贯珠集** 八集 〔清〕尤怡（在泾、饲鹤山人）撰   1729 年
  ① 1810 年朱陶性活字本白鹿山房藏板
  ② 1813 年苏州会文堂刻本
  ③ 1876 年刻本
  ④ 1878 年苏州会文堂刻本
  ⑤ 清苏州绿润堂刻本
  ⑥ 清苏州来青阁刻本
  ⑦ 清苏州绿荫堂刻本
  ⑧ 清广州惠济仓刻本
  ⑨ 上海千顷堂书局石印本
  ⑩ 1956 年上海卫生出版社铅印本
  ⑪ 1959 年上海科技出版社铅印本
  ⑫ 见《中国医学大成》
  ⑬ 1971 年台湾世一书局铅印本
  ⑭ 1985 年台湾综合出版社铅印本
  ⑮ 1987 年上海科技出版社铅印本
  ⑯ 见 1999 年中医古籍出版社《中华医书集成》
  ⑰ 2006 年山西科学技术出版社
  ⑱ 见 2007 年华夏出版社《中医必读百部名著》
  ⑲ 2008 年中国中医药出版社黄海波校注本
  ⑳ 2009 年中医古籍出版社张慧芳校注本
  ㉑ 2009 年学苑出版社张立平校注本
  ㉒ 2011 年中国中医药出版社李玉清点校本
  ㉓ 2013 年山西科学技术出版社何清湖整理

0154 **伤寒古方通** 六卷 〔清〕王子接（晋三）注   1731 年
  清光绪上海乐善堂据 1731 年版补刻本

0155 **伤寒方法** 二卷 〔清〕王子接(晋三)撰　　　　　　　1732 年
　　　清乾隆俞氏刻本

0156 **伤寒方论** 作者佚名　　　　　　　　　　　　　　　　1732 年
　　　1984 年中医古籍出版社影印汪午桥藏本

0157 **考慈备览伤寒论** 四卷 〔清〕汪纯粹(春圃)撰　　　　1734 年
　　　1734 年杭城并育堂刻本

0158 **伤寒心悟** 四卷 〔清〕汪纯粹(春圃)撰　　　　　　　1734 年
　　　① 1734 年刻本
　　　② 清乾隆刻本

0159 **伤寒辟误真经** 六卷 〔清〕汪文芳　　　　　　　　　1735 年
　　　安徽省图书馆藏清 1741 年抄本

0160 **伤寒论类编** 〔清〕虞镛注　　　　　　　　　　　　　1736 年
　　　上海中医药大学书馆藏抄本

0161 **医经斑见** 〔清〕赵娄东撰　　　　　　　　　　　　　1737 年
　　　清抄本藏江西中医学院图书馆

0162 **伤寒医验** 六卷 〔清〕卢云乘(鹤轩)撰　　　　　　　1738 年
　　　1738 年得一堂刻本

0163 **林氏活人录汇编二集** 六卷 〔清〕林开燧(慕莪)撰　　1738 年
　　　① 1753 年刻本
　　　② 1796 年重刻本

0164 **舒氏伤寒集注(伤寒集注)** 十卷 附五卷　　　　　　　1739 年
　　　〔清〕舒诏(驰远、慎斋学人)撰
　　　① 1760 年著者自刻本
　　　② 1770 年英德堂刻本
　　　③ 1770 年双峰堂刻本
　　　④ 1770 年立德堂刻本
　　　⑤ 1772 年刻本
　　　⑥ 1781 年刻本
　　　⑦ 1852 年正古堂刻本
　　　⑧ 清经元堂、宏道堂、文胜堂、文光堂、令德堂、崇德堂、两仪堂
　　　　诸刻本
　　　⑨ 1921 年上海千顷堂书局石印本
　　　⑩ 1985 年台湾新文丰出版股份有限公司铅印本
　　　⑪ 2009 年人民军医出版社武国忠点校本

0165 **舒氏伤寒六经定法** 〔清〕舒诏撰　　　　　　　　1739 年
　　① 1819 年贻砚堂刻本(附伤寒问答、痢门挈纲)
　　② 见《述古丛钞》
　　③ 见《翠琅玕馆丛书》
　　④ 见《藏修堂丛书》
　　⑤ 见《芋园丛书》

0166 **伤寒问答** 〔清〕舒诏撰　　　　　　　　　　　　1739 年
　　见《述古丛钞》

0167 **伤寒三阴篇** 〔清〕舒诏撰　　　　　　　　　　　1739 年
　　辽宁省中医学院图书馆藏抄本

0168 **增补舒伤寒集注晰义** 十卷 〔清〕舒诏撰；刘鳞增补　1739 年
　　摘自《伤寒论辞典》

0169 **伤寒审病定经** 〔清〕浩然医室主人编　　　　　　1739 年
　　淇园医室抄本

0170 **伤寒心法要诀** 三卷 〔清〕吴谦(六吉)等撰　　　1742 年
　　① 见《医宗金鉴》
　　② 1980 年台湾旋风书局铅印本
　　③ 1981 年台湾新文丰出版股份有限公司铅印本

0171 **伤寒神秘精萃录** 〔清〕吴谦编　　　　　　　　　1742 年
　　天津市卫生职工医学院藏抄本

0172 **订正伤寒论注** 十五卷 〔清〕吴谦等纂　　　　　1742 年
　　① 见《医宗金鉴》诸本
　　② 1977 年台湾新文丰出版股份有限公司铅印本
　　③ 1981 年台湾新文丰出版股份有限公司铅印本
　　④ 1986 年台湾力行书局有限股份公司铅印本

0173 **医效秘传** 〔清〕叶桂(天士、香岩)撰　　　　　1742 年
　　① 1831 年贮春仙馆吴氏刻本
　　② 1843 年刻本
　　③ 1901 年上海汉续楼石印本
　　④ 1907 年上海洋左书局石印本
　　⑤ 清务堂刻本
　　⑥ 上海图书集成印书局铅印本
　　⑦ 1963 年上海科学技术出版社铅印本

0174 **伤寒指南解** 〔清〕倪大成编注　　　　　　　　　1744 年
上海中医药大学图书馆藏抄本

0175 **伤寒类证解惑　四卷** 〔清〕张泰恒撰　　　　　　1745 年
① 1887 年至 1889 年邓州张炳义刻本
② 2011 年人民军医出版社刘国印点校本

0176 **伤寒正医录　十卷** 〔清〕邵成平（庸济）编　　　1744 年
① 1744 年三当轩刻本
② 1997 年中医古藉出版社
③ 2012 年中医古籍出版社李德杏校注本

0177 **叶氏伤寒家秘全书　四卷** 题〔清〕叶桂撰　　　　1740 年
上海中医药大学图书馆藏抄本

0178 **伤寒归　二卷** 〔清〕谢景泽（汝霖）校录　　　　1749 年
上海中医药大学图书馆藏清乾隆抄本

0179 **伤寒论注** 〔清〕朱音恬编　　　　　　　　　　　1753 年
见《医理元枢》

0180 **伤寒悬解　十四卷　卷首一卷　卷末一卷**　　　　1756 年
〔清〕黄元御（坤载、研农、玉楸子）撰
① 1832 年长沙燮和精合刻本
② 1834 年赵汝毅刻本
③ 1860 年长沙徐氏燮和精合刻本
④ 1861 年七曲会刻本
⑤ 1866 年渝郡东华观黄济刻本
⑥ 1894 年上海图书集成印书局铅印《黄氏医书八种》本
⑦ 1905 年经元书室刻本
⑧ 清善成堂刻本
⑨ 民国石印本
⑩ 见《黄氏医书八种》诸本
⑪ 2012 年山西科学技术出版社

0181 **伤寒说意　十卷** 〔清〕黄元御撰　　　　　　　　1756 年
① 1834 年刻本
② 1860 年长沙徐树铭燮和精舍校刻《黄氏医书八种》本
③ 1868 年江夏彭氏成都刻本
④ 1894 年上海图书集成印书局铅印本
⑤ 1905 年经元书室刻本

⑥ 见《黄氏医书八种》

⑦ 2012 年山西科学技术出版社

0182 **长沙药解　四卷** 〔清〕黄元御撰　　　　　　　　　　1753 年

① 1830 年阳湖张锜宛邻书屋刻本

② 1832 年刻本

③ 1860 年长沙徐树铭校刻《黄氏医书八种》本

④ 1862 年刻本

⑤ 1894 年上海图书集成印书局铅印本

⑥ 1905 年经元堂刻本

⑦ 民国上海书局石印本

⑧ 见《黄氏医书八种》

⑨ 2012 年山西科学技术出版社

0183 **伤寒论近言　七卷** 〔清〕何梦瑶（报之、西池）撰　　1757 年

① 1795 年乐只堂刻本

② 见《乐只堂医书汇函》

③ 2012 年广东科技出版社

0184 **伤寒类方（伤寒论类方）　四卷**　　　　　　　　　　1759 年

〔清〕徐大椿（灵胎、洄溪老人）撰

① 1759 年刻本

② 1864 年刻本

③ 1873 年湖北崇文书局刻本

④ 1878 年扫叶山房刻本

⑤ 1889 江左书林补刻本

⑥ 1892 年湖北官书处刻本

⑦ 1893 年上海图书集成印书局铅印本

⑧ 1907 年上海六艺书局石印本

⑨ 1910 年陇右乐普书局刻本

⑩ 济南慈济印刷所铅印本

⑪ 1956 年人民卫生出版社影印本

⑫ 见《四库全书》

⑬ 见《徐氏医书六、八、十、十二、十六种》

⑭ 见《铧园医学六种》

⑮ 1984 年江苏科技出版社铅印本

⑯ 1985 年台湾新文丰出版股份有限公司铅印本

⑰ 见 2004 年江苏科学技术出版社《四库全书伤寒类医著集成》
  影印本

0185 **伤寒约编　六卷**　〔清〕徐大椿编　　　　　　1759 年
　　① 1907 年上海六艺书局石印徐灵胎医学全书十六种本
　　② 见《徐灵胎医略六书》
　　③ 见《徐灵胎医学全书十六种》
　　④ 2013 年学苑出版社付国英点校本

0186 **增辑伤寒论类方　四卷**　〔清〕徐大椿编；潘霨增辑　1759 年
　　摘自《伤寒论辞典》

0187 **六经病解**　〔清〕徐大椿撰
　　① 1907 年上海六艺书局石印徐灵胎医学全书十六种本
　　② 见《徐氏医学全书》

0188 **伤寒论类方增注**　〔清〕徐大椿原撰；汪发奎增辑　1764 年
　　上海图书馆藏抄本

0189 **六经脉证**　〔清〕徐大椿撰　　　　　　　　　　1764 年
　　见《徐灵胎医书三十二种》

0190 **伤寒卒病论读(伤寒论读)**　〔清〕沈尧封(又彭)撰　1765 年
　　① 1765 年宁俭堂刻本
　　② 1769 年博古堂刻本
　　③ 见《三三医书》

0191 **伤寒分经　十卷**　〔清〕吴仪洛(遵程)订　　　1766 年
　　1766 年硖川利堂刻本

0192 **伤寒阴阳表里传变愈解**　〔清〕沈金鳌(芊绿、汲门、尊生老人)编　1774 年
　　见《沈氏尊生书》

0193 **伤寒论读**　〔清〕沈尧封(又彭)撰　　　　　　1764 年
　　见《三三医书》

0194 **尚论翼**　〔清〕舒诏(驰远)撰　　　　　　　　1770 年
　　1789 年敬直堂刻本

0195 **伤寒论选注　十卷　卷首一卷**　〔清〕臧应詹撰　1772 年
　　① 1772 年抄本上海图书馆藏
　　② 庄湛然抄本山东省图书馆藏

0196 **伤寒论纲目　十六卷**　〔清〕沈金鳌(芊绿、汲门、尊生老人)撰　1774 年
　　① 1774 年无锡沈氏师俭堂刻本
　　② 1784 年湖北崇文书局刻本

③ 1958 年上海卫生出版社铅印本

④ 1959 年上海科技出版社铅印本

⑤ 见《沈氏尊生书》

⑥ 1794 年台湾大学书局铅印本

⑦ 2009 年学苑出版社张金鑫校注本

⑧ 2014 年中国中医药出版社张家玮校注本

0197　**伤寒论参注**　〔清〕王更生编　　　　　　　　　　　　　1776 年
中国中医科学院图书馆藏 1776 年稿本

0198　**伤寒易简**　〔清〕王鉴庵编　　　　　　　　　　　　　　1776 年
1776 年刻本

0199　**通俗伤寒论　十二卷**　〔清〕俞根初撰；何廉臣校　　　　1776 年

① 1916 年绍兴医药学报社铅印本

② 1932、1933、1934 年上海六也堂书局铅印本

③ 1934 年上海卫生出版社铅印本

④ 1959 年上海科技出版社铅印本

⑤ 见《医药丛书五十六种》

⑥ 见《何氏医学丛书》

⑦ 1976 年台湾旋风出版社铅印本

⑧ 1980 年台湾照人书局铅印本

0200　**伤寒时方歌诀评注**　〔清〕俞根初等撰　　　　　　　　　1776 年

① 1933 年苏州国医书社铅印本

② 1937 年上海世界书局铅印本

0201　**伤寒第一书　四卷　附余二卷**　〔清〕车宗辂,胡宪丰(骏宁)编　1780 年

① 1780 年刻本

② 1784 年刻本

③ 1885 年浙绍奎照楼重刻本

④ 1917 年上海大德书局石印本

⑤ 1917 年朝记书庄二友书屋石印本

⑥ 1928、1933 年广益书局石印本

0202　**伤寒论集注**　〔清〕熊寿试撰　　　　　　　　　　　　　1781 年

① 1781 年武林大顺堂刻本

② 1785 年奉时堂刻本

③ 1864 年瑞霭堂刻本

0203　**史氏实法寒科**　〔清〕史大受(春亭)撰　　　1781年
　　苏州市图书馆藏抄本

0204　**(增订)伤寒证治明条**　八卷　〔清〕杏村主人撰;思恒居士增订　1782年
　　河南中医学院图书馆藏抄本

0205　**张仲景伤寒论一得篇**　十卷　〔清〕丁瑶宗(石渠)撰　　1787年
　　北京中医药大学图书馆藏1787年抄本

0206　**伤寒三书合璧**　〔清〕顾沧等编　　　　　　　　　1787年
　　(1)**伤寒舌辨二卷**　〔明〕申斗垣撰
　　(2)**伤寒琐言二卷**　〔明〕陶华撰
　　(3)**伤寒方法二卷**　〔清〕王子接撰
　　1787年刻本

0207　**伤寒论集解(伤寒经集解)**　九卷　〔清〕屠人杰(俊夫)　1788年
　　1788年嘉善屠氏稽古堂刻本

0208　**伤寒点睛(伤寒论原文点睛)**　二卷　〔清〕孟承意(覃怀)撰　1788年
　　①清乾隆刻本
　　②1874年覃怀董春刻本

0209　**张仲景伤寒论集成**　四卷　〔清〕李璜注撰　　　1789年
　　江西医学院图书馆藏抄本

0210　**伤寒六经**　作者未详　　　　　　　　　　　　　1789年
　　1789年刻本

0211　**伤寒方论辑要(伤寒辑要)**　十六卷　〔清〕林玉友(渠清)撰　1790年
　　①1797年刻本
　　②1831年寸经堂刻本
　　③见《本草伤寒辑要合编》

0212　**伤寒方集注**　〔清〕缪遵义(方彦、宜亭)编;管鼎节录　1794年
　　中国中医科学院图书馆藏稿本

0213　**医抄醇粹首集**　二卷　〔清〕高赓歌(嗣庭)编　　1794年
　　保艾堂刻本

0214　**伤寒杂病心法集解(附医方合编)**　〔清〕郑玉坛(彤园)撰　1795年
　　见《郑彤园医书四种》

0215　**伤寒指掌(感证宝筏)**　四卷　〔清〕吴贞(坤安)撰;邵仙根评　1796年
　　①1807年刻本
　　②1844年江公专祠刻本
　　③1877年三是斋刻本

④ 1912 年绍兴浙东书局铅印本

⑤ 1918 年上海鸿宝斋石印本

⑥ 1928 年上海广益书局石印本

⑦ 1957 年上海卫生出版社铅印本

⑧ 1959 年上海科技出版社铅印本

0216 **伤寒论浅注** 六卷 〔清〕陈念祖（修园）注 1797 年

① 1797 年三让堂刻本

② 1820 年刻本

③ 清道光刻本

④ 1862 年恭寿堂刻本

⑤ 1877 年渔古山房刻本

⑥ 1889 年江左书林刻本

⑦ 1901 年三味书局刻本

⑧ 上海经香阁书庄石印本

⑨ 1908 年宝庆经元书局刻本

⑩ 1935 年上海三星书店石印本

⑪ 1937 年上海大文书局铅印本

⑫ 民国上海锦章书局石印本

⑬ 见《陈修园医书十六、二十一、二十三、二十八、三十、三十二、四十八、五十、六十、七十、七十二种》

⑭ 1972 年台湾正文书局铅印本

⑮ 1978 年台湾益群书局铅印本

⑯ 1986 年北京市中国书店据上海广益书局影印本

⑰ 2013 年山西科学技术出版社

0217 **伤寒撮要** 四卷 〔清〕王梦祖编 1799 年

① 1839 年瑞鹤堂刻本

② 1851 年琉璃厂篆云斋刻本

③ 1880 年静益山房刻本

④ 1930、1931 年上海中医书局据静益山房刻本影印

⑤ 见影印古本《医学丛书》

0218 **伤寒谱** 八卷 〔清〕沈凤辉撰 1802 年

① 1802 年钱憩南刻本

② 1803 年大中堂刻本

③ 1980 年上海古籍出版社据清嘉庆八年癸亥刻本复印

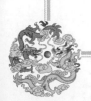

0219 伤寒医诀串解　六卷 〔清〕陈念祖(修园)撰　　　　　　　1803 年

　① 1856 年味根斋刻本

　② 1856 年南雅堂刻本

　③ 1903 年湖南书局刻本

　④ 1904 年上海经香阁书庄石印本

　⑤ 1908 年宝庆富记书局刻本

　⑥ 1915 年重庆中西书局铅印本

　⑦ 1916、1917 年上海广益书局石印本

　⑧ 1958 年上海科技卫生出版社铅印本

　⑨ 1959 年上海科技出版社铅印本

　⑩ 1983 年福建科技出版社铅印本

　⑪ 见《陈修园医书十六、十八、二十一、二十三、三十二、四十、四
　　十八、五十、五十二、六十、七十、七十二种》

　⑫ 见 2003 年福建科学技术出版社《新校注陈修园医书》

　⑬ 2012 年学苑出版社江南校注本

　⑭ 2013 年山西科学技术出版社

0220 伤寒真方歌括　六卷 〔清〕陈念祖撰　　　　　　　　1803 年

　① 1895 年三山林氏味根斋校刻本

　② 1875 年南雅堂刻本

　③ 1895 年宏道堂刻本

　④ 1903 年湖南书局刻本

　⑤ 1908 年宝庆经元书局刻本

　⑥ 1916 年上海广益书局石印本

　⑦ 1958 年上海科技卫生出版社铅印本

　⑧ 1959 年上海科技出版社铅印本

　⑨ 见《陈修园医书十六、十八、二十一、二十三、二十八、三十、三
　　十二、四十八、五十、六十、七十、七十二种》

　⑩ 2012 年学苑出版社江南校注本

　⑪ 2013 年山西科学技术出版社

0221 长沙方歌括　六卷 〔清〕陈念祖撰　　　　　　　　　1803 年

　① 1808 年天禄阁刻本

　② 清南雅堂家刻本

　③ 1898 年多文会刻本

　④ 1903 年湖南益元书局刻本

⑤ 1907 年巴蜀善成堂校刻本

⑥ 1935 年上海三星书店石印本

⑦ 民国上海锦章书局石印本

⑧ 见《陈修园医书十六、十八、二十一、二十三、二十八、三十、三十二、四十八、五十、六十、七十、七十二种》

⑨ 见 1999 年中医古籍出版社《中华医书集成》

⑩ 2013 年学苑出版社谷建军点校本

0222 **伤寒医约录　三卷**〔清〕陈念祖撰 1903 年
① 1859 年书林南雅堂刻本
② 清二酉堂刻本

0223 **伤寒论浅注条论摘要**〔清〕黄子言编 1803 年
上海中医药大学藏抄本

0224 **伤寒**〔清〕黄朝坊(妙山)编撰 1804 年
见《金匮启钥》

0225 **伤寒辨类　二卷**〔清〕何世仁(元长)撰 1806 年
① 1926 年中原书局石印本
② 1981 年上海古籍书店影印本
③ 1984 年学林出版社影印本

0226 **伤寒杂证论案　四卷**〔清〕何世仁(元长)撰 1906 年
中国中医科学院图书馆藏抄本

0227 **伤寒括要**〔清〕钟章元撰
1840 年连义堂刻本小天别墅藏板

0228 **伤寒论正误集注　十卷**〔清〕上元湛编 1814 年
1814 年明彰堂刻本

0229 **伤寒三说辨**〔清〕汪必昌(燕亭)撰 1816 年
1816 年自刻本

0230 **伤寒晰疑　四卷**〔清〕柯琴撰;钱谅臣集注 1816 年
清嘉庆二十一年(1816) 白鹿山房刻本

0231 **伤寒论注解**〔清〕王元济编 1818 年
上海中医药大学图书馆藏 1818 年抄本

0232 **仲景伤寒论注解**〔明〕方有执撰;〔清〕北园主人删订 1819 年
清嘉庆二十四年(1819) 拱辰堂抄本

0233 **伤寒大乘**〔清〕沈元凯(少微山人)撰 1820 年
中国中医科学院图书馆藏稿本

0234 **回春集** 十卷 〔汉〕张机(仲景)撰；〔清〕陈念祖注 1820年
清刻本,中国医学科学院图书馆藏本

0235 **调治伤寒论脉诀** 〔清〕顾积庵撰 1820年
苏州市图书馆藏清嘉庆抄本

0236 **伤寒总病论札记** 〔清〕黄丕烈(绍武、尧圃、复翁)撰 1823年
见伤寒总病论附录

0237 **伤寒论本旨(医门棒喝二集)** 九卷 〔清〕章楠(虚谷)撰 1825年
① 1835年称山书屋刻本
② 见《医门棒喝》
③ 见2002年上海古籍出版社《续修四库全书》影印本

0238 **伤寒析疑** 〔清〕程杏轩撰 1826年
见《医述》

0239 **伤寒提钩** 〔清〕程文囿(杏轩、观泉)撰 1826年
见《医述》

0240 **伤寒论** 〔清〕郭治(元峰)注 1827年
清刻本

0241 **伤寒节录** 〔清〕王华文(云溪)编 1829年
1829年沈阳达三松崔氏刻本

0242 **伤寒总略** 〔清〕翁藻(稼江)编 1830年

0243 **六经定法** 〔清〕翁藻(稼江)编 1830年
见《医钞类编》

0244 **百一三方解** 三卷 〔清〕文通(梦香)撰 1834年
① 1834年刻本
② 1838年长白文氏家刻本

0245 **张仲景伤寒心法集注** 作者佚名 1837年
1837年武林大顺堂刻本

0246 **伤寒卒病论笺** 〔清〕邹汉璜撰 1840年

0247 **伤寒翼** 〔清〕邹汉璜(仲辰、稼江)撰 1840年
见《邹氏纯懿庐集》

0248 **伤寒经晰疑证误** 十二卷 王时泰撰 1841年
1841年抄本安徽省图书馆藏

0249 **伤寒法祖** 二卷 〔清〕任越庵(越安)撰 1842年
见《珍本医书集成》

0250　**切总伤寒　四集**　〔清〕廖云溪撰　　　　　　　　　1844 年
　　　见《医学五则》

0251　**医经指迷　三卷**　作者佚名　　　　　　　　　　　1845 年
　　　中国科学院图书馆藏抄本

0252　**伤寒杂病论**　〔清〕胡嗣超（鹤生）编注　　　　　　　1847 年
　　　1847 年海隐书屋刻本

0253　**伤寒论归真（仲景归真）　七卷**　〔清〕陈焕堂编　　1849 年
　　　① 1849 年五云楼刻本
　　　② 1849 年光华堂刻本
　　　③ 1907 年四美堂刻本

0254　**伤寒寻源　三集**　〔清〕吕震名（榶村）撰　　　　　1850 年
　　　① 1854 年吴门潘氏刻本（有陆懋修批校）
　　　② 1881 年刻本
　　　③ 1930 年上海中医书局影印本
　　　④ 长春大陆书局铅印本
　　　⑤ 见影印古本《医学丛书》
　　　⑥ 见《珍本医书集成》

0255　**伤寒摘粹秘览**　〔清〕程尔资编　　　　　　　　　1850 年
　　　见程尔资抄辑《临症医书八种》

0256　**读伤寒论　二卷**　〔清〕潘道根（确潜）撰　　　　　1850 年
　　　原书稿本藏苏州医学院

0257　**伤寒论章句　四卷**　〔清〕陈恭溥（退翁）编　　　　1851 年
　　　① 清咸丰元年（1851）刻本
　　　② 清咸丰四年（1854）刻本
　　　③ 1957 年福建省中医药学术研究委员会铅印本

0258　**伤寒论方解　二卷**　〔清〕陈恭溥编　　　　　　　1851 年
　　　① 1851 年刻本
　　　② 1854 年刻本
　　　③ 1855 年刻本
　　　④ 1957 年福建省中医药学术研究委员会铅印本

0259　**调治伤寒论**　〔清〕顾德华编　　　　　　　　　　1851 年
　　　苏州市图书馆藏清稿本

0260　**伤寒论百十三方解略　六卷**　〔清〕杨希闵（钱佣）编　1852 年
　　　中国医学科学院图书馆藏 1852 年稿本

0261 **伤寒六经定法** 〔清〕李耕春编　　　　　　　　　　　　　　　1852 年
　　　见《医要三书》

0262 **伤寒剖绪　二卷** 〔清〕陈厚溪撰　　　　　　　　　　　　　　1854 年
　　　1854 年刻本

0263 **余注伤寒论翼** 〔清〕柯琴撰；余景和（听鸿）注　　　　　　　1854 年
　　　① 1854 年刻本
　　　② 1893 年苏州谢文翰斋刻本
　　　③ 1893 年苏州绿荫堂刻本
　　　④ 1893 年古越扫闲居士刻本
　　　⑤ 1893 年上海文瑞楼石印本
　　　⑥ 1905 年集古山房刻本

0264 **仲景方汇录** 〔清〕陆懋修（九芝）撰　　　　　　　　　　　　1854 年
　　　清稿本藏中国国家图书馆

0265 **伤寒歌括** 〔清〕遂夫等编　　　　　　　　　　　　　　　　　1856 年
　　　① 1856 年上海锦章书局石印本
　　　② 1904 年毕书石碑坊市馆抄本

0266 **新刻指建医碑（张仲景指迷医碑）** 〔清〕蔡玉美（阳和）撰　　1856 年
　　　1865 年恒盛堂刻本

0267 **仲景存真集** 〔清〕吴蓬莱编　　　　　　　　　　　　　　　　1864 年
　　　① 1866 年合州怀德堂刻本
　　　② 1882 年合州文星堂刻本
　　　③ 1911 年文裕堂刻本
　　　④ 1931、1939 年上海锦章书局石印本

0268 **增辑伤寒论类方　四卷** 〔清〕徐大椿（灵胎）原撰；　　　　　1865 年
　　　潘蔚（伟如）增补
　　　① 1866 年古吴潘氏刻蜉园医学六种本
　　　② 1884 年江西书局刻蜉园医学六种本
　　　③ 民国初年苏州振兴书社据江西书局重印本
　　　④ 1956 年人民卫生出版社据蜉园医书影印
　　　⑤ 见《蜉园医书学六种》

0269 **仲景方汇录　一卷** 〔清〕陆懋修（九芝）撰　　　　　　　　　1866 年
　　　稿本藏中国国家图书馆

0270 **伤寒论阳明病释　四卷** 〔清〕陆懋修（九芝）撰　　　　　　　1866 年
　　　① 1883 年刻本

②1886年山左书林刻本

③1931年上海中医书局铅印本

④见《世补斋医书》

0271　**太阳病寒水病方说**　〔清〕陆懋修　　　　　　　1866年

中国国家图书馆藏抄本

0272　**宏维新编**　〔清〕陆懋修　　　　　　　　　　　1866年

中国国家图书馆藏稿本

0273　**伤寒论注(附伤寒论附余、伤寒例新注、读伤寒论心法、迴澜说，**　1866年

时节气候决病法各一卷)　六卷　〔清〕王丙(朴庄、绳林)撰；

陆懋修(九芝、免斿、江左下工、林屋山人)校

①1910年刻本

②1934年上海中医书局铅印本

③见《世补斋医书》

0274　**伤寒集注辨证篇　十卷**　〔清〕秦光勋(禹功)撰　　　1866年

清抄本藏成都中医药大学图书馆

0275　**伤寒论附余　二卷**　〔清〕王丙(朴庄、绳林)撰，陆懋修校正　1866年

0276　**伤寒论新注　一卷**　〔清〕王丙撰，陆懋修校正　　　1866年

0277　**伤寒序例新注　一卷**　〔清〕王丙撰，陆懋修校正　　1866年

0278　**读伤寒论心法**　〔清〕王丙(朴庄、绳林)撰　　　　　1866年

见《世补斋医书》

0279　**伤寒读本　二卷**　〔清〕栗山痴叟撰　　　　　　　1868年

①1868年刻本

②1914年富顺县凝善书局刻本

③见《医学便览》

0280　**伤寒新集详解便览**　〔清〕王恒楚撰　　　　　　　1869年

广东省中山图书馆藏清同治八年抄本

0281　**伤寒恒论　十卷**　〔清〕郑寿全(钦安)撰　　　　　1869年

①1875年刻本

②1894年刻本

③1897年刻本

④清成都志古堂刻本

⑤见2006年巴蜀书社《郑钦安医书阐释》

⑥2007年学苑出版社《中医火神派三书》周鸿飞点校本

⑦2009年学苑出版社周鸿飞点校本

0282 **伤寒审证表** 一卷 〔清〕包诚(兴言)撰　　　　　　　　1870 年
　　① 1871 年湖北崇文书局刻本(陆懋修批注)
　　② 1901 年上海商务印书馆铅印本
　　③ 上海千顷堂书局石印本

0283 **伤寒正解** 四卷 〔清〕戴耀墀(旭斋)撰　　　　　　　　1871 年
　　1871 年刻本

0284 **伤寒方经解** 〔清〕姜国伊(伊人)注　　　　　　　　　　1872 年
　　① 1872 年刻本
　　② 1887 年刻本
　　③ 1872 年成都茹古书局刻本
　　④ 1931 年刻本
　　⑤ 见《姜氏医学丛书》

0285 **伤寒尚论辨似** 〔清〕高学山(汉峙)撰　　　　　　　　1872 年
　　① 1956 年新医书局铅印本
　　② 1956 年上海卫生出版社铅印本
　　③ 1959 年上海科技出版社铅印本

0286 **伤寒论尚论篇辨似补抄** 〔清〕高学山(汉峙)编　　　　1872 年
　　中国医学科学院图书馆藏稿本

0287 **六经伤寒辨证** 四卷 〔清〕蔡宗玉(茗庄、象征)编；林昌彝补　1873 年
　　1873 年刻本

0288 **仲景伤寒论指归小注** 十一卷 〔清〕陈桂林(孔授、心斋)编　1873 年
　　上海中医药大学图书馆藏抄本

0289 **伤寒六经主症** 〔清〕沈金鳌(芊绿、汲门、尊生老人)编　1874 年
　　见《沈氏尊生书》

0290 **伤寒辨证集解** 八卷 〔清〕黄钰(宝臣)编　　　　　　　1874 年
　　① 1893 年芸经堂刻本
　　② 见《伤寒辨证集解》等四种

0291 **伤寒分类集成** 三卷 〔清〕沈灵犀编　　　　　　　　　1875 年
　　见钱塘《沈氏医书九种》

0292 **伤寒悬解经方歌诀** 十一卷 〔清〕钟文焕(霁帆)编　　　1875 年
　　① 清徐延卫校师德堂刻本
　　② 1887 年师德堂刻本

0293 **伤寒摘要** 〔清〕沈灵犀编　　　　　　　　　　　　　　1875 年
　　见钱塘《沈氏医书九种》

0294 **伤寒论原文贯义**　〔清〕万青藜编　　　　　　　　1876 年
南通医学院图书馆藏 1876 年抄本

0295 **伤寒法眼**　二卷　〔清〕麦乃求（务耘）撰　　　　　1876 年
① 1876 年刻本
② 1936 年广州登云阁刻本

0296 **伤寒直解辨证歌（附四明心法）**　〔清〕薛公望撰　　1878 年
中国中医科学院图书馆藏清黄寿南抄本

0297 **伤寒锦囊**　〔清〕刘渭川撰
辽宁中医学院图书馆藏三槐堂汇以氏抄本

0298 **伤寒方经解**　〔清〕姜国伊（尹人）注　　　　　　　1882 年
① 1882 年新刻本
② 1887 年李澄校刻本
③ 见《姜氏医学丛书五种》

0299 **伤寒六经辨证歌括**　〔清〕吴楚编　　　　　　　　　1882 年
中国中医科学院图书馆藏 1995 年抄本

0300 **伤寒科**　一卷　〔清〕朱廷嘉（心柏）编　　　　　　1883 年
见《宋氏实法》等三种

0301 **伤寒杂病论补注**　〔清〕顾观光（尚之、漱泉、武陵山人）　1883 年
① 1883 年刻本
② 1904 年刻武陵山人遗书本
③ 见《武陵山人遗书》

0302 **六经方证中西通解**　十二卷　〔清〕唐宗海（容川）编　1884 年
1917 年上海千顷堂书局石印本

0303 **经方便释**　三卷　〔清〕莫文泉（枚士）撰　　　　　1884 年
1884 年月河莫氏刻本

0304 **伤寒指归**　十卷　〔清〕戈颂平（直哉）撰　　　　　1885 年
① 见《戈氏医学丛书四种》
② 2008 年中医古籍出版社影印本

0305 **外感伤寒证提纲**　〔清〕王廷钰编　　　　　　　　　1886 年

0306 **读伤寒论歌**　〔清〕王廷钰编　　　　　　　　　　　1886 年
见《正谊堂医书》

0307 **伤寒类证**　十五卷　〔清〕关耀南（道吾）编　　　　1886 年
1886 年信江书院刻澄园医书初集本

0308 **伤寒歌诀　十一卷**　〔清〕钟文焕(霁帆)编　　　　1887 年
见《钟氏医书歌诀四种》

0309 **伤寒伏阴论(医寄伏阴论)**　〔清〕田宗汉著　　　　1888 年
① 1888 年刻本
② 见《珍本医书集成》

0310 **伤寒摘要鼓爻歌**　〔清〕李承纶撰　　　　1888 年
① 民国石印本
② 李希贤、孙纯一铅印新医学丛书本
③ 见黄寿南抄辑《医书二十种》

0311 **订正仲景伤寒论释义**　〔清〕李缵文(彦仲)撰　　　　1888 年
① 清光绪十九年(1893) 刻本
② 清宣统元年(1909) 上海文瑞楼石印本

0312 **伤寒方法**　〔清〕包育华(桃初)撰　　　　1888 年
见《包氏医宗》

0313 **余注伤寒论翼　四卷**　〔清〕柯琴(韵伯)撰;余景和(听鸿)注　　　　1890 年
1893 年苏州绿荫堂刻本

0314 **寄梦庐伤寒述注　八卷**　〔清〕秦冠瑞撰　　　　1890 年
上海中医药大学图书馆藏稿本

0315 **伤寒六经病解**　〔清〕余景和(听鸿)编　　　　1891 年
辽宁中医学院图书馆藏抄本

0316 **证治集解(伤寒捷解)**　〔清〕庞润田(作云)撰　　　　1891 年
1891 年诚心堂刻本

0317 **仲景脉法续注　二卷**　〔清〕李彰五(盛卿)续注　　　　1891 年
① 1891 年贵阳刻本
② 1898 年滇省刻本
③ 1920 年云南铅印本

0318 **伤寒论浅注补正　七卷**　〔清〕陈念祖(修园)注;　　　　1892 年
〔清〕唐宗海(容川)补正
① 1892 年上海图书集成印书局铅印本
② 1894 年袖海山房石印本
③ 1896 年、1906 年善成堂刻本
④ 1900 年成都两仪堂刻本
⑤ 1906 年、1908 年上海千顷堂书局石印本
⑥ 1935 年大达图书供应社铅印本

一、《伤寒论》类著作存世书目

⑦ 1934、1935、1936 年上海千顷堂书局铅印本

⑧ 上海广益书局铅印本

⑨ 见《中西汇通医书》五种

⑩ 见《中西医学劝读》十二种

⑪ 见《中西医学全书》十二种

⑫ 1978 年台湾益群书店股份有限公司铅印本

⑬ 1978 年台湾力行书局铅印本

⑭ 见 2002 年上海古籍出版社《续修四库全书》影印本

⑮ 2010 年天津科学技术出版社刘智利点校本

⑯ 2012 年学苑出版社张立光点校本

⑰ 2013 年山西科学技术出版社

0319　**伤寒补正　一卷**　〔清〕唐容川（宗海）撰　　　　　　1893 年
清抄本藏苏州大学图书馆

0320　**伤寒类经**　〔清〕王祖光撰　　　　　　　　　　　　1894 年
① 上海中医文献馆藏 1894 年稿本
② 1895 年抄本

0321　**伤寒证方歌括**　〔清〕庆恕（云阁）撰　　　　　　　1895 年
1911、1915 年奉天作新书局刻本

0322　**伤寒十六证类方　二卷**　〔清〕庆恕（云阁）撰　　　1895 年
① 1903 年刻本
② 见《医学摘粹》

0323　**伤寒舌**　〔清〕周镜湖撰　　　　　　　　　　　　　1896 年
清抄本藏浙江大学图书馆

0324　**张仲景伤寒杂病之方解　十五卷**　〔清〕田伯良（捷乡）撰　1900 年
见《中华古圣医经大全》

0325　**汉张仲景伤寒杂病(白文)**　〔清〕田伯良（捷乡）撰　　1900 年

0326　**伤寒病类方**　〔清〕抚松隐者(味清氏)撰　　　　　　1900 年
现存铅印本

0327　**伤寒论章节　五卷**　〔汉〕张机（仲景）原撰；　　　1902 年
〔清〕包育华、包识生（一虚、德逮）编
① 1902 年刻本
② 1920 年铅印本
③ 1930、1936 年上海铅印本
④ 见《包氏医宗》

0328 **伤寒秘要** 〔清〕顾时田 ……………………………………… 1903 年
1903 年敦复书屋刻本

0329 **伤寒证辨** 〔清〕庆恕(云阁)编 ……………………………… 1903 年
① 1903 年刻本
② 见《医学摘粹》

0330 **伤寒补例** 二卷 〔清〕周学海(澄之)撰 ……………………… 1905 年
① 1910 年福慧双修馆刻本
② 见《周氏医学丛书》
③ 见《中国医学大成》

0331 **伤寒论类纂** 十二卷 〔清〕周庭华编 …………………… 1905 年
河南中医学院图书馆藏 1905 年抄本

0332 **永嘉先生伤寒论讲义** 〔清〕徐定超编 …………………… 1906 年
1906 年刻本

0333 **伤寒条解** 〔清〕赵廷玉(双修)撰 …………………………… 1907 年
见《赵双修医书十四种》

0334 **伤寒明理论一卷** 〔清〕赵廷玉(双修)撰 …………………… 1907 年
见《赵双修医书十四钟》

0335 **伤寒读本** 佚名 …………………………………………………… 1907 年
中国中医科学院图书馆藏抄本

0336 **六经说** 〔清〕赵廷玉编 …………………………………………… 1907 年
见《赵双修医书十四种》

0337 **伤寒理解** 十二卷 〔清〕吴槐绶撰 …………………………… 1907 年
① 著者铅印本
② 民国上海书店铅印本
③ 见《吴氏医学丛刊》

0338 **伤寒杂抄** 〔清〕佚名 …………………………………………… 1908 年
中国中医科学院图书馆藏抄本

0339 **伤寒括要** 〔清〕钟远洋撰 ……………………………………… 1908 年
摘自《伤寒论辞典》

0340 **张仲景治伤寒三百九十七法** 佚名 ………………………… 1908 年
中国科学院图书馆藏清光绪抄本

0341 **南阳药证汇解** 〔清〕吴槐绶编 ……………………………… 1908 年
见《吴氏医学丛刊》

0342 **伤寒金口诀** 佚名　　　　　　　　　　　　　　　　1908 年
中国中医科学院图书馆藏抄本

0343 **伤寒捷诀** 〔清〕严宫方撰　　　　　　　　　　　　1908 年
见《珍本医书集成》

0344 **伤寒论浅注方论合编　六卷** 〔清〕陈念祖编　　　1908 年
① 1909 年谓南严氏汇刻医学初阶本
② 1957 年四川人民出版社铅印本
③ 见《医学初阶》
④ 2012 年学苑出版社赵宁宁校注本

0345 **伤寒论通论** 〔清〕丁福保(仲祐、畴隐居士)撰　　1909 年
1909 年上海文明书局铅印本

0346 **伤寒讲义** 〔清〕张锡纯(寿甫)撰　　　　　　　　　1909 年
① 函授讲义铅印本
② 1978 年台湾创译书局铅印本
③ 见《医学衷中参西录》第三册

0347 **济世元真伤寒全部解义先圣遗范　六卷** 〔清〕宝斋氏编　1910 年
1922 年上海益书局石印本

0348 **伤寒证治** 原题〔清〕张璐(路玉)撰　　　　　　　1910 年
见《石室丛钞医书十七种》

0349 **西河医约** 〔清〕蔡西河撰　　　　　　　　　　　　1911 年
湖州凌氏抄本藏上海图书馆

0350 **病机赋** 佚名　　　　　　　　　　　　　　　　　　1911 年
1911 年抄本

0351 **伤寒说约编** 〔清〕俞文起编　　　　　　　　　　　1911 年
中国中医科学院图书馆藏抄本

0352 **伤寒六经明义** 〔清〕陈药闲撰　　　　　　　　　　1911 年
① 1911 年铅印本
② 1936 年铅印本

0353 **伤寒论合解** 〔清〕许星东(宗立)编　　　　　　　1911 年
1911 年刻本

0354 **伤寒条例解释** 佚名　　　　　　　　　　　　　　　1911 年
1911 年抄本

0355 **伤寒心法辑要** 佚名　　　　　　　　　　　　　　　1911 年
见《方药集义阐微》

0356 **六经提纲** 佚名　　　　　　　　　　　　　　　　　1911年
见《方药集义阐微》

0357 **伤寒方** 佚名　　　　　　　　　　　　　　　　　　1911年
见《方药集义阐微》

0358 **类伤寒辨** 〔清〕吴钧撰　　　　　　　　　　　　　1911年
① 1931年上海国医书局铅印国医小丛书本
② 见《国医小丛书》

0359 **伤寒证治明条(附五运时行民病证治、伤寒备览、张仲景方及家** 1911年
传本方)　三卷　卷首一卷 佚名
河南中医学院图书馆藏抄本

0360 **伤寒提纲主意** 佚名　　　　　　　　　　　　　　　1911年
苏州市图书馆藏清抄本

0361 **伤寒解义** 佚名　　　　　　　　　　　　　　　　　1911年
辽宁中医学院图书馆藏抄本

0362 **伤寒备览** 佚名　　　　　　　　　　　　　　　　　1911年
抄本藏苏州大学图书馆

0363 **伤寒补正** 佚名　　　　　　　　　　　　　　　　　1911年

0364 **伤寒得心录** 佚名　　　　　　　　　　　　　　　　1911年
苏州医学院图书馆藏抄本

0365 **伤寒集解** 佚名　　　　　　　　　　　　　　　　　1911年

0366 **伤寒论读本** 佚名　　　　　　　　　　　　　　　　1911年
天津中医学院图书馆藏抄本

0367 **伤寒论脉证治歌** 佚名　　　　　　　　　　　　　　1911年
抄本藏中国中医科学院图书馆

0368 **伤寒发挥四种(伤寒弁言、伤寒要诀、伤寒捷要、三十六方法)** 1911年
佚名
清抄本藏中国中医科学院图书馆

0369 **伤寒六经要诀** 佚名　　　　　　　　　　　　　　　1911年
清抄本藏中国中医科学院图书馆

0370 **吴氏世传调理伤寒捷法(附随证用药加减歌诀)** 佚名　　1911年
中国中医科学院图书馆藏抄本

0371 **伤寒证论传经验舌图** 佚名　　　　　　　　　　　　1911年
清抄本藏中国中医科学院图书馆

0372 **发明张仲景伤寒论方法正传 六卷** 〔清〕程绶绳(玉甫)撰 1911 年
清抄本藏上海中医药大学图书馆

0373 **伤寒捷要** 佚名 1911 年
清抄本藏上海图书馆

0374 **伤寒的秘珠玑 二卷** 佚名 1911 年
清抄本藏上海中医药大学图书馆

0375 **伤寒证治海眼底秘法 二卷** 佚名 1911 年
清抄本藏上海中医药大学图书馆

0376 **伤寒要言** 佚名 1911 年
清抄本藏上海中医药大学图书馆

0377 **伤寒一掌经** 佚名 1911 年
清抄本藏上海中医药大学图书馆

0378 **伤寒条例解释** 佚名 1911 年
清抄本藏上海中医药大学图书馆

0379 **伤寒万全歌** 佚名 1911 年
抄本藏上海中医药大学图书馆

0380 **伤寒宗正全书** 〔清〕陆经正撰 1911 年
上海中医药大学图书馆藏稿本

0381 **太素内经伤寒总论补正** 〔清〕廖平(季平)撰
见《六译馆医学丛书》

0382 **伤寒集腋** 佚名 1911 年
浙江医科大学图书馆藏抄本

0383 **类伤寒四言** 〔清〕吴达光撰 1911 年
内蒙古自治区图书馆藏抄本

0384 **伤寒虚实辨** 佚名 1911 年
清抄本藏南通医学院图书馆

0385 **伤寒奥旨 九卷** 佚名
南通医学院藏抄本

0386 **伤寒新书** 佚名 1911 年
河南中医学院图书馆藏抄本

0387 **伤寒概论** 佚名 1911 年
江西省图书馆藏抄本

0388 **伤寒卒病论疏证** 佚名 1911 年
天津市卫生职工医院图书馆藏抄本

0389 **伤寒入门**　佚名　　　　　　　　　　　　　　　1911年
南京图书馆藏抄本

0390 **伤寒论原文浅注集解**　七卷　〔清〕陈立观撰　　1911年
浙江省图书馆藏抄本

0391 **李千古伤寒论**　〔清〕李溶(千古)撰;程有为补正　1911年
1911年石印本

0392 **伤寒活人书纂注**　佚名　　　　　　　　　　　　1911年
天津市卫生职工医院图书馆藏抄本

0393 **伤寒杂说**　五卷　佚名　　　　　　　　　　　　1911年
南京中医药大学图书馆藏抄本

0394 **伤寒治法**　一卷　佚名　　　　　　　　　　　　1911年
浙江省图书馆藏抄本

0395 **伤寒六经要诀**　〔清〕佚名　　　　　　　　　　1911年
中国中医研究院图书馆藏清刻本

0396 **伤寒论类注**　〔清〕余谦牧注　　　　　　　　　1911年
摘自《伤寒论辞典》

0397 **伤寒(附医案)**　佚名　　　　　　　　　　　　1911年
抄本藏中华医学会上海分会图书馆

0398 **伤寒要法十三章**　佚名　　　　　　　　　　　　1911年
中华医学会上海分会图书馆藏抄本

0399 **伤寒百问**　〔清〕雷顺春撰　　　　　　　　　　1911年
四川图书馆藏抄本

0400 **伤寒便读**　二卷　佚名　　　　　　　　　　　　1911年
上海图书馆藏抄本

0401 **伤寒辨论**　佚名　　　　　　　　　　　　　　　1911年
天津市卫生职工医学院图书馆藏抄本

0402 **伤寒门余氏藏稿**　佚名　　　　　　　　　　　　1911年
扬州市图书馆藏抄本

0403 **伤寒遗书**　〔清〕李璋撰　　　　　　　　　　　1911年
中华医学会上海分会图书馆藏抄本

0404 **伤寒玄珠**　佚名　　　　　　　　　　　　　　　1911年
天津市卫生职工医学院图书馆藏抄本

0405 **伤寒方歌**　〔清〕甘席隆撰　　　　　　　　　　1911年
重庆刻本

一、《伤寒论》类著作存世书目

0406　伤寒猝病论分证辑注　六卷　〔清〕刘南辉编　　　　　1911年
　　　四川省图书馆藏抄本

0407　伤寒悬解经方歌诀　〔清〕钟文焕辑　　　　　　　　　1911年
　　　摘自《伤寒论辞典》

0408　伤寒辨类括要　（原题宋刘元宾撰）编者未详　　　　　1911年
　　　南京医科大学图书馆藏抄本

0409　伤寒集注辨证篇　〔清〕秦光勋撰　　　　　　　　　　1911年
　　　云南中医学院图书馆藏抄本

0410　王氏家宝伤寒证治条例　〔清〕王橘泉撰　　　　　　　1911年
　　　1935年上海中西药书局铅印本

0411　伤寒论翊　十二卷　原题〔清〕邹汉璜（仲辰、稼江）编　1911年
　　　湖北省图书馆藏抄本

0412　六经提纲　佚名　　　　　　　　　　　　　　　　　　1911年
　　　见《方药见义阐微》

0413　伤寒心法辑要　佚名　　　　　　　　　　　　　　　　1911年
　　　见《方药集义阐微》

0414　伤寒纂要备解　吴耀撰　　　　　　　　　　　　　　　1911年
　　　成都中医学院图书馆藏抄本

0415　尚论张仲景伤寒论重论　〔清〕朱梦元编　　　　　　　1911年
　　　浙江中医学院图书馆藏抄本

0416　沈读伤寒论　冠时编　　　　　　　　　　　　　　　　1912年
　　　见《医学汇编三种》

0417　伤寒经方阐奥　一卷　何仲皋（汝燮）撰　　　　　　　1913年
　　　① 1913年成都何氏刻本
　　　② 1913年中医学堂刻本

0418　仲景三部九候诊法（附伤寒浅注读法）　廖平（季平）撰　1913年
　　　见《六译馆医学丛书》

0419　伤寒总论（附太素内经伤寒总论补证、太素四时病补证、疟病补　1913年
　　　证、伤寒讲义）　廖平（季平）撰
　　　见《六译馆医学丛书》

0420　伤寒古本订补　廖平（季平）撰　　　　　　　　　　　1913年
　　　见《六译馆医学丛书》

0421　伤寒平义　廖平（季平）撰　　　　　　　　　　　　　1913年
　　　见《六译馆医学丛书》

0422 **桂枝汤讲义** 廖平(季平)撰   1913 年
    见《六译馆医学丛书》

0423 **伤寒论讲义** 包识生(一虚、德建)编   1914 年
    ① 1915 年上海神州医药书报社铅印本
    ② 1930 年著者铅印本
    ③ 见《包氏医宗》
    ④ 1975 年台湾旋风出版社铅本
    ⑤ 2011 年学苑出版社杨鹏举点校本

0424 **伤寒讲义** 朱鸿渐编   1914 年
    民国北洋医学堂木活字本

0425 **伤寒六经标本杂抄** 佚名   1914 年
    中国中医科学院图书馆藏 1914 年抄本

0426 **包氏伤寒三种** 包育华,包识生(一虚、德逮)合撰   1914 年
    (1) **伤寒论章节**
    (2) **伤寒表**
    (3) **伤寒方法附经方歌伤寒方加减歌**
    1915 年神州医药书报社铅印本

0427 **伤寒方法(附经方歌括)** 〔清〕包育华(桃初)编   1914 年
    见《包氏医宗》

0428 **包氏医宗** 包育华,包识生合撰   1914 年
    (1) **伤寒论章节**
    (2) **伤寒方法**
    (3) **伤寒表**
    (4) **伤寒论讲义**
    (5) **伤寒方讲度**
    1939 年著者铅印本

0429 **伤寒指髓** 二卷 〔清〕陈念祖浅注;唐宗海(容川)补正;   1915 年
裴荆山编
    见《裴氏医书指髓七种》

0430 **六经指髓** 〔清〕唐宗海(容川)撰;裴荆山编   1915 年
    见《裴氏医书指髓七种》

0431 **伤寒论讲义** 王溶编   1915 年
    1915 年陕西医学讲习所铅印本

0432　**伤寒讲义**　曹运昌编　　　　　　　　　　　　　　　1915 年
　　　　民国北洋医学堂活字本

0433　**伤寒论溯源详解**　**八卷**　高愈明（骏轩）编　　　　　1916 年
　　　　① 1916 年盖平汤地印字馆铅印本
　　　　② 1917 年沈阳私立中医学讲习所铅印本

0434　**六经定法**　刘鳞（疾鳌）编　　　　　　　　　　　　1917 年
　　　　见梅城刘氏编《医书六种》

0435　**伤寒论讲义**　冯应泉编　　　　　　　　　　　　　　1917 年
　　　　1917 年广州中汉印书局铅印本

0436　**张仲景伤寒杂病论表识新编注释**　**九卷**　〔清〕田启荣撰　1919 年
　　　　1919 年四川田氏刻本

0437　**伤寒论汇注精华**　**九卷**　汪莲石编　　　　　　　　1920 年
　　　　① 1920 年上海扫叶山房石印本
　　　　② 2011 年学苑出版社张效霞校注本

0438　**伤寒论集注**　**四卷**　〔清〕王广运编　　　　　　　1920 年
　　　　1920 年河南商水王氏石印本

0439　**伤寒方歌（附伤寒本草药性）**　吴羲如（炳耀）编　　　1920 年
　　　　1933 年尚德堂铅印本

0440　**伤寒心悟**　**三卷**　杨福增编　　　　　　　　　　　1920 年
　　　　南京中医药大学图书馆藏 1920 年抄本

0441　**伤寒论新元编**　**四卷**　王正枢（立庵）编　　　　　1920 年
　　　　1922 年著者铅印本

0442　**增补舒氏伤寒集注晰义**　**十卷**　刘鳞（疾鳌）增补　　1921 年
　　　　中国中医科学院图书馆藏抄本

0443　**伤寒七十二问汤证讲义**　张之基，杨海峰合编　　　　　1921 年
　　　　1922 年铅印本

0444　**伤寒易知录**　郑业居（修诚）撰　　　　　　　　　　1922 年
　　　　1922 年长沙明道中医学校石印本

0445　**（最新）伤寒论精义折衷**　**二卷**　朱莪（壸山）撰　　1922 年
　　　　1922、1934、1936 年北平京华印书局铅印本

0446　**伤寒论研究**　**四卷**　恽铁樵（树珏）撰　　　　　　1923 年
　　　　① 1924 年上海商务印书馆铅印本
　　　　② 1924、1935 年恽氏铅印本
　　　　③ 1948 年新中医学出版社铅印药庵医学全书

④ 2011年学苑出版社张效霞校注本

0447 **(最新)伤寒问答** 萧屏撰 　1923年
　　1923年无锡锡成公司铅印本

0448 **六经辨证定法** 曹荫南(秉征、孟仙)撰 　1923年
　　见《(新注)医学辑著解说》

0449 **伤寒医方歌括** 〔清〕陆儋辰(莞泉)编 　1923年
　　见《陆筦泉医书十六种》

0450 **伤寒证治赋** 六卷 〔清〕陆儋辰(莞泉)编 　1923年
　　见《陆筦泉医书十六种》

0451 **伤寒论讲义** 杨则民编 　1923年
　　浙江中医学院藏石印本

0452 **伤寒论旁训** 二卷 赵雄驹编 　1923年
　　1923年铅印本

0453 **伤寒论讲义** 张有章编 　1923年
　　石印本

0454 **伤寒法解正讹** 十卷 曹荫南(秉征、孟化)撰 　1923年
　　见《(新注)医学辑著解说》

0455 **六经法门** 曹荫南(秉征、孟仙)撰 　1923年
　　见《(新注)医学辑著解说》

0456 **百大名家合注伤寒论** 吴考槃(隐亭)编 　1924年
　　1924、1926年上海千顷堂书局石印本

0457 **伤寒论集注** 黄竹斋编 　1924年
　　1957年人民卫生出版社铅印本

0458 **伤寒辨注** 陈金声编注 　1924年
　　1924年石印本

0459 **伤寒广要讲义** 恽铁樵(树珏)撰 　1924年
　　见铁樵函授中医学校讲义十七种

0460 **伤寒论蜕** 陈无咎(淳白、易简、茂弘)编 　1925年
　　1929年丹溪学社铅印黄溪医斋丛书本

0461 **太阳原病** 冯瑞鎏撰 　1925年
　　广东省中山图书馆藏抄本

0462 **伤寒学讲义** 十卷 冯瑞鎏编 　1925年
　　1925年广东中医药专门学校铅印本

0463 **伤寒论崇正编　八卷**　黎天佑编　　　　　　　　　　1925 年
①1925 年崇正草堂铅印本
②2009 年广东科技出版社影印本
③2011 年学苑出版社张效霞校注本

0464 **伤寒论串解　七卷**　陈开乾撰　　　　　　　　　　　1926 年
1926 年昆明铅印本

0465 **伤寒类编**　陈庆保编　　　　　　　　　　　　　　　1927 年
①1927 年番禺陈氏家塾铅印《陈氏医学丛书本》
②2009 年广东科技出版社影印本

0466 **伤寒论翼义**　泉唐寿编　　　　　　　　　　　　　　1927 年
1927 年铅印本

0467 **伤寒借治论　三卷**　张有章撰；张书勋参订　　　　　1927 年
1927 年京师融会中西医学讲习所石印本

0468 **伤寒科函授讲义**　尉稼谦编　　　　　　　　　　　　1927 年
①民国天津国医函授学院铅印本
②见《新国医讲义教材》十四种

0469 **伤寒论注疏考证　五卷**　程铭谦(谦山)注考　　　　　1927 年
中国中医科学院图书馆藏石印本

0470 **伤寒论辑义按　六卷**　恽铁樵(树珏)　　　　　　　　1927 年
①1928、1929 年上海商务印书馆铅印本
②1941 年上海千顷堂铅印本
③见《药庵医学丛书》

0471 **国医伤寒新解**　王趾周编　　　　　　　　　　　　　1927 年
1939 年天津中西医学研究社铅印本

0472 **新释伤寒论**　李遂良编注　　　　　　　　　　　　　1927 年
①1927 年天津新中医学社铅印本
②福州中医专校铅印本

0473 **伤寒杂病指南　二卷**　叶衡隐编　　　　　　　　　　1928 年
1928 年上海广益书局石印本

0474 **(增订)伤寒百证歌注　四卷**　〔宋〕许叔微原撰；何廉臣增订　1928 年
①1931、1936 年上海六也堂书药局铅印本
②见《何氏医学全书》

0475 **伤寒论新注　四卷**　胡剑华(子钰)编注　　　　　　　1928 年
①1930 年上海宏大善书局石印本

② 1930 年上海中医书局铅印本

0476 **伤寒论集注折衷　七卷**　胡毓秀编　　　　　　　　　1928 年
　　① 1928 年信阳强华石印馆石印本
　　② 1937 年信阳义兴福印书馆铅印本

0477 **仲景学说之分析**　叶劲秋(秋渔)撰　　　　　　　　　1929 年

0478 **仲景大全书**　余道善(乐直)撰　　　　　　　　　　　1929 年
　　1929 年大理乐直堂刻本

0479 **伤寒论释义　七卷**　高宗善编　　　　　　　　　　　1929 年
　　1929 年铅印本

0480 **伤寒切解**　黄公伟编　　　　　　　　　　　　　　　1929 年
　　1929 年梅县中医学校铅印本

0481 **读过伤寒论　十八卷**　陈伯坛(英畦)撰　　　　　　　1929 年
　　① 1930 年上海陈善福堂刻本
　　② 1954 年北京人民出版社影印本
　　③ 2009 年广东科技出版社影印本
　　④ 2011 年学苑出版社张效霞校注本
　　⑤ 2013 年中国中医药出版社何丽春校注本

0482 **伤寒论新注**　王秉钧(和安)撰　　　　　　　　　　　1929 年
　　1929 年武汉印书馆铅印本

0483 **伤寒论今释　八卷**　陆渊雷(彭年)撰　　　　　　　　1930 年
　　① 1931 年上海国医学院铅印本
　　② 1935 年上海千顷堂书局铅印本
　　③ 1940 年上海陆氏医室铅印本
　　④ 1956 年人民卫生出版社铅印本
　　⑤ 2008 年学苑出版社鲍艳举点校本
　　⑥ 2011 年学苑出版社张效霞校注本

0484 **伤寒论今释补正**　陆渊雷(彭年)撰　　　　　　　　　1930 年
　　民国铅印本

0485 **伤寒论今释选**　陆渊雷(彭年)撰;编者佚名　　　　　1930 年
　　铅印本

0486 **伤寒捷径**　罗东生撰　　　　　　　　　　　　　　　1930 年
　　① 1930、1934、1939 年上海国医书局铅印本
　　② 见《国医小丛书》

一、《伤寒论》类著作存世书目

0487 **六经法门**　曹荫南(秉征、孟仙)撰　　　　　　　　　1930 年

0488 **六经证治歌诀**　曹荫南(秉征、孟仙)撰　　　　　　　　1930 年
　　　　见《(新注)医学辑著解说》

0489 **伤寒法解正讹**　**十卷**　曹荫南(秉征、孟仙)撰　　　1930 年
　　　　见《(新注)医学辑著解说》

0490 **伤寒论启秘**　叶劲秋(秋渔)撰　　　　　　　　　　　1930 年
　　　　1934 年少年中医社铅印本

0491 **伤寒六经指掌**　孙春萱撰　　　　　　　　　　　　　1930 年
　　　　1930 年扬州教场街业勤文化社印刷所铅印本

0492 **伤寒定论篇**　邓怡如编　　　　　　　　　　　　　　1930 年
　　　　1930 年福成祥铅印本

0493 **伤寒表**　包识生(一虚)撰　　　　　　　　　　　　　1930 年
　　　　见《包氏医案》

0494 **伤寒方讲义**　包识生(一虚)撰　　　　　　　　　　　1930 年
　　　　见《包氏医案》

0495 **伤寒心悟**　**七卷**　杨福增(三辰)著　　　　　　　　1930 年
　　　　抄本藏南京中医药大学图书馆

0496 **伤寒论校勘记**　秦又安撰　　　　　　　　　　　　　1930 年
　　　　摘自《伤寒论辞典》

0497 **伤寒方解**　祝味菊撰　　　　　　　　　　　　　　　1931 年
　　　　① 1931、1932 年著者铅印本
　　　　② 见《祝氏医学丛书》

0498 **伤寒讲义**　胡树城编　　　　　　　　　　　　　　　1931 年
　　　　民国湖北省医会夜校铅印本

0499 **论寒论讲义**　邓柏游编　　　　　　　　　　　　　　1931 年
　　　　广州汉兴国医学校铅印本

0500 **伤寒纲要**　孟承意撰　　　　　　　　　　　　　　　1931 年
　　　　1931 年上海中医书局铅印本

0501 **伤寒附翼表解**　**一卷**　郑文保撰　　　　　　　　　1931 年
　　　　1931 年抄本藏扬州市图书馆

0502 **伤寒新义**　祝味菊撰　　　　　　　　　　　　　　　1931 年
　　　　① 1931 年上海祝味菊诊所铅印本
　　　　② 1940 年上海中医卫生局铅印本
　　　　③ 见《祝氏医学丛书》

0503 **曹氏伤寒发微　四卷**　曹颖甫(家达)撰　　　　　1931年
　　① 1931年上海昌明医药学社铅印本
　　② 1956年上海千顷堂书局石印本
　　③ 2007年福建科学技术出版社汤晓龙点校本

0504 **伤寒论霍乱训解**　刘夏编　　　　　　　　　　　1931年
　　1931年铅印本中国古医学会藏板

0505 **伤寒全书**　邓源和编　　　　　　　　　　　　1932年
　　1932年上海新医编译社铅印本

0506 **增订条注伤寒心法**　陈绍勋(云门)编注　　　　1932年
　　① 1932年四川省江北县鱼镇里医学传习所石印本
　　② 1932年邻水县国医讲习所石印本

0507 **伤寒百十三方证药略解**　于有五编　　　　　　1932年
　　① 染素斋抄本
　　② 民国铅印本

0508 **伤寒证治述要**　陈邦镇(宜生)编　　　　　　　1932年
　　1932年武昌永盛印书馆铅印本

0509 **伤寒心法**　陈绍勋(云门)撰　　　　　　　　　1932年
　　1932年石印本

0510 **伤寒三字经**　刘懋勋撰　　　　　　　　　　　1932年
　　1932年上海千顷堂石印本

0511 **伤寒论纲要**　朱阜山撰　　　　　　　　　　　1932年
　　1932年中国医药学社铅印本

0512 **伤寒论讲义**　王溶编　　　　　　　　　　　　1932年
　　民国初陕西医学传习所第一学期讲义铅印本

0513 **伤寒会参　七卷**　张拱瑞编　　　　　　　　　1932年
　　1932年常德今和石印局石印本

0514 **伤寒论讲义**　恽铁樵(树珏)编　　　　　　　　1933年
　　见《铁樵函授中医学校讲义》十七种

0515 **伤寒原旨**　何仲皋(汝夔)编注　　　　　　　　1933年
　　1933年四川高等国医学校铅印本

0516 **伤寒条辨**　费通甫撰　　　　　　　　　　　　1933年
　　① 1933年上海读者书局铅印本
　　② 1937年上海中国医学院铅印本

0517 **伤寒要旨**　何仲皋(汝夔)撰　　　　　　　　　　　1933 年
1933 年四川国医学校铅印本

0518 **伤寒汲古**　周隐歧(利川)编　　　　　　　　　　　1933 年
1933 年四明怡怡书屋铅印本

0519 **二十世纪伤寒论**　六卷　刘亚农(幼雪)编　　　　1933 年
1934 年著者铅印本

0520 **伤寒杂病论义疏**　十六卷　刘世桢(昆湘)撰；刘瑞注　1934 年
1934 年长沙商务印书馆铅印本

0521 **(群经大旨)伤寒论**　秦伯未(之济)编　　　　　　1934 年
1934 年中医指导社铅印本

0522 **伤寒六经辨证要诀**　黄了凡撰　　　　　　　　　1934 年
1934 年梅县同仁药房铅印本

0523 **伤寒入门**　陈景歧编
见《中国医学入门丛书》

0524 **历代伤寒书目考**　曹炳章编　　　　　　　　　　1934 年
1934 年上海千顷堂书局

0525 **伤寒概要**　朱志成编　　　　　　　　　　　　　1934 年
① 1934、1935 年上海新中医研究社铅印本
② 见《中医各科问答丛书》

0526 **伤寒论笔记**　范念慈编　　　　　　　　　　　　1934 年
南京图书馆藏抄本

0527 **伤寒病药歌诀**　金伯森撰　　　　　　　　　　　1934 年
1934 年著者铅印本

0528 **伤寒评志(急性传染病通论)**　谭次仲(星缘)撰　　1935 年
1947 年北平国医砥柱月刊社铅印本

0529 **伤寒论句解**　江谐(幼三)编注　　　　　　　　　1935 年
1935 年福建仙游国医专校石印本

0530 **伤寒论改正并注**　陈逊斋撰　　　　　　　　　　1935 年
① 1935 年著者铅印本
② 2011 年学苑出版社张金鑫点校本

0531 **伤寒纲要讲义**　吴锡璜(瑞甫)撰　　　　　　　　1935 年
1935 年厦门国医专门学校铅印本

0532 **伤寒论**　王哲中编　　　　　　　　　　　　　　1935 年
1935 年北平华北国医学院铅印本

0533 **伤寒病问答** 蔡陆仙撰　　　　　　　　　　　　　　　1935 年
见《民众医药指导丛书》

0534 **伤寒简要** 陈微尘　　　　　　　　　　　　　　　　　1935 年
见《陈微尘医书五种》

0535 **伤寒论评释** 阎德润编　　　　　　　　　　　　　　　1936 年
① 1936 年满大印书馆铅印本
② 1955、1958 年人民卫生出版社铅印本

0536 **伤寒论广训　八卷** 巫烽(伯荣)编注　　　　　　　　　1936 年
1937 年铅印本

0537 **伤寒论新解** 潘澄濂编　　　　　　　　　　　　　　　1936 年
① 1936、1937、1947 年上海大众书局铅印本
② 1947 年中医书局铅印本

0538 **伤寒方证歌括** 罗振湘撰　　　　　　　　　　　　　　1936 年
1936 年长沙振湘医社铅印本

0539 **伤寒简学** 周佑人撰　　　　　　　　　　　　　　　　1937 年
中国中医科学院图书馆藏 1937 年抄本

0540 **经方学** 蔡陆仙撰　　　　　　　　　　　　　　　　　1937 年
见《中国医学院讲义十三种》

0541 **伤寒论脉证式校补　八卷** 张骧(先识)校补　　　　　　1937 年
1937 年成都义生堂刻本

0542 **伤寒读本** 王一仁(晋第、依仁)编　　　　　　　　　　1937 年
① 1937 年仁庵学舍铅印本
② 见《仁邻医学丛书》

0543 **伤寒论浅说** 邱崇(宗山)撰　　　　　　　　　　　　　1937 年
① 民国铅印本
② 见《邱氏内科大纲》

0544 **伤寒折衷** 杨叔澄撰　　　　　　　　　　　　　　　　1937 年
1937 年华北国医学院铅印本

0545 **伤寒新释** 陈拔群编　　　　　　　　　　　　　　　　1937 后
1937 年上海涵照庐铅印本

0546 **伤寒辑注** 罗绍祥(熙如)编　　　　　　　　　　　　　1937 年
见广东中医药专门学校各科讲义

0547 **伤寒门经** 陈伯坛(英畦),鞠日华合撰　　　　　　　　1937 年
广东光汉中医药专门学校铅印本

0548 **伤寒读法与伤寒门经**　鞠日华撰　　　　　　　　　1937 年
　　广东光汉中医药专门学校铅印本

0549 **伤寒论概要**　冯守平编　　　　　　　　　　　　　1937 年
　　见广东中医药专门学校各科讲义

0550 **伤寒论讲义**　六卷(附六经定法)　陈绍勋(云门)编　1937 年
　　1937 年岳池陈氏铅印本

0551 **伤寒发微**　包天白编　　　　　　　　　　　　　　1937 年
　　见《中国医学院讲义十四种》

0552 **伤寒论讲义**　许振庆编　　　　　　　　　　　　　1937 年
　　广东光汉中医药专门学校铅印本

0553 **伤寒论新诠**　廖鼎新(勤氏)注　　　　　　　　　　1938 年
　　1938 年赣县春华印刷所铅印本

0554 **伤寒学讲义**　王仲香编　　　　　　　　　　　　　1938 年
　　见《浙江中医专校讲义八种》

0555 **伤寒卒病论简注**　六卷　宋汝桢撰　　　　　　　　1938 年
　　上海中医药大学图书馆藏抄本

0556 **(图表注释)伤寒论新义**　十卷　余无言(择明)编　　1938 年
　　① 1940、1949 年上海中华书局铅印本
　　② 1954、1956 年上海千顷堂书局铅印本
　　③ 台南县综合出版社
　　④ 2006 年亿珉文化事业集团
　　⑤ 2009 年黄金屋文化事业公司

0557 **伤寒漫谈**　程天灵撰　　　　　　　　　　　　　　1939 年
　　四川泸杲建文石印社石印本

0558 **伤寒论概要**　陆渊雷撰　　　　　　　　　　　　　1940 年
　　1940 年稿本藏上海中医药大学图书馆

0559 **伤寒论通注**　朱莘(壶山)撰　　　　　　　　　　　1940 年
　　① 1940 年北京朱壶山医庐铅印本
　　② 2011 年学苑出版社张效霞校注本

0560 **伤寒科讲义**　天津国医学院编　　　　　　　　　　1940 年
　　1940 年天津中国国医函授学院铅印本

0561 **伤寒论讲义**　杨医亚编　　　　　　　　　　　　　1940 年
　　民国北平国医砥柱总社铅印本

0562 **伤寒学讲义** 黄欀门编 1940 年
民国广西省立南宁医药研究所铅印本

0563 **伤寒饮食指南** 程国树编 1941 年
1941 年铅印本

0564 **伤寒针方浅解** 承淡安撰 1941 年
① 1941 年石印本
② 2010 年福建科学技术出版社汤晓龙点校本

0565 **伤寒论之研究** 三卷 伍律宁撰 1941 年
1942 年台山伍氏铅印本

0566 **汉方简义** 王邈达著
① 民国铅印本
② 1955 年杭州新医书局铅印本

0567 **伤寒人微** 沈伯超撰 1942 年
西安竞业印刷社石印本

0568 **伤寒六经新解** 雒镛撰 1942 年
1942 年西安克兴印书馆铅印本

0569 **伤寒论讲义** 宋志华编 1942 年
1942 年长春国风印刷社铅印本

0570 **伤寒论释义** 邓绍先注 1942 年
1942 年成都中国医药文化服务社铅印本

0571 **伤寒折衷** 二卷 欧阳逸休(逸林)编 1942 年
1942 年铅印本

0572 **伤寒病治疗教本** 宋慎编 1943 年
1943 年长春益智书店铅印本

0573 **伤寒汇证表解** 黄茂生撰 1943 年
1943 年中国医药文化服务社铅印本

0574 **伤寒质难** 祝味菊述;陈苏生记 1943 年
① 1950 年自印铅印本大众书店发行
② 2005 年福建科学技术出版社农汉才点校本
③ 2007 年人民军医出版社
④ 2011 年学苑出版社张效霞校注本

0575 **伤寒论讲义** 于有五编 1994 年
1994 年光华国医学社铅印本

0576 **新国医讲义—伤寒科** 天津国医专修学校编 1944 年
天津国医专修学校铅印本

0577 **伤寒论发微 七卷** 高知一撰 1944 年
中国中医科学院图书馆藏稿本

0578 **伤寒病之认识与治疗** 车驹编 1945 年
1945 年光大印刷厂铅印本

0579 **伤寒汇要** 佚名 1945 年
天津中医学院图书馆藏 1945 年抄本

0580 **新伤寒证治庸言 四卷** 罗止园（文杰）撰 1947 年
1947 年北京庆记京城印书局铅印本

0581 **伤寒论集注** 佚名 1946 年
中国中医科学院图书馆藏 1946 年广州抄本

0582 **伤寒论新诠** 夏禹甸撰 1947 年
① 1947 年中国医药研究社铅印本
② 湖南湘潭中医药出版社铅印本

0583 **伤寒论析义** 范敏言编 1948 年
1948 年南宁合利印刷所石印本

0584 **伤寒论讲义** 赵述尧撰 1949 年
民国铅印本

0585 **注伤寒论** 管侃编 1949 年
南京图书馆藏抄本

0586 **伤寒论广注** 林少鹤编 1949 年
中国中医科学院图书馆藏抄本

0587 **伤寒论读本** 蔡剑魂编 1949 年
广州厚朴社铅印中国医学研究丛书本

0588 **伤寒学** 廖莫阶撰 1949 年
民国成都国医讲习所铅印本

0589 **伤寒论注辑读 四卷** 陈祖同编 1949 年
中国中医科学院图书馆藏 1949 年稿本

0590 **伤寒疗养论** 章巨膺（寿栋）撰 1949 年
1949 年上海章氏铅印本

0591 **伤寒解毒疗法** 聂云台（其杰）撰 1949 年
1949 年上海乐中印书社铅印本

0592 **新伤寒论** 龚松仙撰
见《实用医疗全书》

0593 **伤寒指掌舌苔(附伤寒诸汤)** 佚名　　　　　　　　　1949 年
河南中医学院图书馆藏抄本

0594 **(秘传御选)伤寒三十六症(附舌图样)** 佚名　　　1949 年
广西壮族自治区第一图书馆藏民国汪如垲抄本

0595 **伤寒真诠方义　三卷** 佚名　　　　　　　　　　　1949 年
中国科学院图书馆藏抄本

0596 **六经伤寒方** 佚名　　　　　　　　　　　　　　　1949 年
广东省中山图书馆藏抄本

0597 **伤寒论集方补注** 佚名　　　　　　　　　　　　　1949 年
上海图书馆藏抄本

0598 **伤寒论医方集注摘录** 佚名　　　　　　　　　　　1949 年
中国中医科学院图书馆藏民国广州六和印书馆抄本

0599 **太阳方** 佚名　　　　　　　　　　　　　　　　　1949 年
陕西省中医药研究院图书馆藏抄本

0600 **伤寒纲领** 佚名　　　　　　　　　　　　　　　　1949 年
上海中医药大学图书馆藏抄本

0601 **伤寒论考证** 佚名　　　　　　　　　　　　　　　1949 年
中国科学院图书馆藏抄本

0602 **伤寒赋(附药性篇)** 炳焱珍编　　　　　　　　　　1949 年
南京医科大学图书馆藏本

0603 **伤寒附翼表解** 郑文保编　　　　　　　　　　　　1949 年
扬州市图书馆藏抄本

0604 **伤寒证治述要** 陈宜生编　　　　　　　　　　　年代不详
永盛印书馆

0605 **华北国医学院伤寒论讲义** 王仲哲编　　　　　　年代不详
湖北省中医药研究院图书馆藏本

0606 **伤寒六病方症学——三阴病篇** 金铸撰　　　　　年代不详

0607 **仁寿堂伤寒定本** 陶宏宾撰　　　　　　　　　　年代不详
上海中医药大学图书馆藏上述抄本

0608 **伤寒摘髓** 王闻喜编　　　　　　　　　　　　　年代不详
苏州中医医院图书馆藏抄本

0609　**伤寒传变大略(附伤寒疫病大略)**　沈竹安撰　　　　年代不详
　　　南京中医药大学图书馆藏抄本

0610　**伤寒疫病大略**　鲁瑛(在田)撰　　　　　　　　　年代不详
　　　见《伤寒传变大略抄本》

0611　**刘氏病原问答伤寒七言诀**　刘兴隆撰　　　　　　年代不详
　　　抄本藏陕西省中医药研究院

0612　**伤寒琐屑附翼**　吴开业编　　　　　　　　　　　年代不详
　　　上海中医药大学图书馆藏抄本

0613　**伤寒导窍**　徐时进(学山)撰　　　　　　　　　　年代不详
　　　苏州市图书馆藏抄本

0614　**伤寒论辨**　汪闿如编　　　　　　　　　　　　　年代不详
　　　苏州医学院图书馆藏

0615　**伤寒指掌参**　沈来有编　　　　　　　　　　　　年代不详
　　　上海中医药大学图书馆藏抄本

0616　**伤寒寿世良编**　四卷　吴达光撰　　　　　　　　年代不详
　　　黑龙江祖国医学研究所图书馆藏抄本

0617　**伤寒证治明条**　九卷　王心春撰　　　　　　　　年代不详
　　　上海中医药大学图书馆藏抄本

0618　**伤寒论讲义**　二卷　于道济编　　　　　　　　　1954 年
　　　北京中医进修学校讲义(内部刊印)

0619　**汉方简义**　王邈达撰　　　　　　　　　　　　　1955 年
　　　① 1955 年新医书局
　　　② 1962 年上海科学技术出版社

0620　**伤寒论一百十三方药病理路系统表**　郑少玄编　　1955 年
　　　北京中医学会印本(内部刊印)

0621　**伤寒论语译**　中医科学院中医教材编辑委员会编　1956 年
　　　中医科学院铅印本(未经审定教材草稿)

0622　**伤寒论讲义**　河南省卫生厅编　　　　　　　　　1956 年
　　　河南省卫生厅铅本

0623　**重订通俗伤寒论**　〔清〕俞根初原撰;徐荣斋重订　1956 年
　　　① 1956 年新医书局出版
　　　② 1956 年上海卫生出版社出版
　　　③ 1959 年科技卫生出版社新 1 版
　　　④ 1959 年上海科技出版社新 1 版

⑤ 2011 年中国中医药出版社

0624 **古本伤寒论六经分证表** 周歧隐编者 1956 年
中医书局印本

0625 **伤寒论新注(附针灸疗法)** 承淡安注解;朱襄君参订 1956 年
① 1956 年江苏人民出版社铅印本
② 1984 年台湾文光图书股份有限公司铅印本

0626 **伤寒论语译** 任应秋(鸿滨)撰 1957 年
① 1957 年上海卫生出版社铅印本
② 1958 年科技卫生出版社铅印本

0627 **伤寒论集注** 黄竹斋(维翰)注 1957 年
人民卫生出版社铅印本

0628 **伤寒论类方汇参** 左季云编著 1957 年
① 1957 年人民卫生出版社铅印本
② 2012 年人民卫生出版社
③ 2012 年中国中医药出版社耿进整理本

0629 **伤寒论条析** 李荫岚编著 1957 年
人民卫生出版社铅印本

0630 **伤寒论著三种** 1957 年
方有执:伤寒论条辨。喻嘉言:尚论篇。柯韵伯:伤寒论翼。
商务印书馆铅印本

0631 **伤寒与温病诊疗表解** 胡友梅编 1958 年
福建人民出版社铅印本

0632 **伤寒论释义** 江苏省中医学校编著 1958 年
江苏人民出版社铅印本

0633 **夹阴伤寒正治** 曹永康编 1958 年
江苏人民出版社铅印本

0634 **中医研究院祖国医学书目(第四分册:仲景学说(初稿)** 1958 年
中医科学院编
中医科学院刊本

0635 **伤寒论讲义** 安徽省中医进修学校伤寒教研组编 1958 年
安徽省中医进修学校印本(内部刊本)

0636 **论伤寒论(初稿)** 山东省中医研究所研究班编 1958 年
山东省中医研究所铅印本(内部刊本)

0637 **论新编伤寒论**　河北中医学院编　　　　　　　　　　　　　1958年
　　① 1958年河北人民出版社铅印本
　　② 1980年河北人民出版社第二次修订本

0638 **伤寒论简明释义**　河北中医学院编　　　　　　　　　　　　1958年
　　河北人民出版社铅印本

0639 **伤寒论教学参考资料**　南京中医学院编著　　　　　　　　　1959年
　　江苏人民出版社铅印本

0640 **伤寒论证治类诠**　任应秋编　　　　　　　　　　　　　　　1959年
　　① 科技卫生出版社铅印本
　　② 2009年上海科学技术出版社

0641 **伤寒纲要**　江苏省西医学习中医讲师团、南京中医学院伤寒教　1959年
　　研组合编
　　人民卫生出版社铅印本

0642 **伤寒论译释**　南京中医学院伤寒教研组编著　　　　　　　　1959年
　　① 1959年上海科技出版社铅印本
　　② 1980年上海科技出版社修订第二版

0643 **伤寒论串解衍义**　山东省中医进修学校编　　　　　　　　　1959年
　　山东人民出版社铅印本

0644 **伤寒论讲义**　山西省中医学校编　　　　　　　　　　　　　1959年
　　山西人民出版社铅印本

0645 **伤寒论讲义**　山东省中医研究所编　　　　　　　　　　　　1959年
　　山东省中医研究所铅印本

0646 **伤寒论通俗讲义**　安徽中医学院编　　　　　　　　　　　　1959年
　　安徽人民出版社铅印本

0647 **伤寒论语译**　中医研究院编　　　　　　　　　　　　　　　1959年
　　① 1959年人民卫生出版社铅印本
　　② 1974年人民卫生出版社第二版

0648 **小柴胡汤证的研究**　林伯良著　　　　　　　　　　　　　　1959年
　　人民卫生出版社铅印本

0649 **伤寒论方解**　中国医学科学院江苏分院中医研究所编　　　　1959年
　　① 1959年江苏人民出版社铅印本
　　② 1978年江苏科技出版社铅印本

0650 **伤寒论讲义**　浙江医科大学中医学院编　　　　　　　　　　1960年
　　编者自印本

0651 **伤寒论集注** 冯琪注　　　　　　　　　　　　　　　　　1960 年
包头市科技委员会铅印本

0652 **作寒论讲义（中医学院试用教材）** 成都中医学院伤寒　1960 年
教研组主编
人民卫生出版社铅印本

0653 **伤寒论注释要编** 孙纯一编著　　　　　　　　　　　　　1960 年
吉林人民出版社铅印本

0654 **伤寒论中级讲义（中医学校试用教材）** 成都中医学院主编　1961 年
人民卫生出版社铅印本

0655 **伤寒论类证浅释** 胡友梅（统松）编著　　　　　　　　　1962 年
福建中医学院铅印本

0656 **伤寒论新编** 天津中医学院编　　　　　　　　　　　　　1962 年
天津市公共卫生局铅印本

0657 **伤寒论百题问答** 江西中医学院第一届西医学习中医班编　1962 年
江西人民出版社铅印本

0658 **伤寒论讲义** 万有生编著　　　　　　　　　　　　　　　1963 年
江西中医学院函授大学铅印本

0659 **伤寒论讲义** 湖北中医学院编　　　　　　　　　　　　　1963 年
湖北中医学院油印本（内部刊印）

0660 **伤寒六经证治歌括** 杨卓寅编著　　　　　　　　　　　　1963 年
江西宜春地署卫生处铅印本

0661 **医宗全鉴伤寒心法白话解** 北京中医学院伤寒教研组　　　1963 年
人民卫生出版社铅印本

0662 **伤寒论讲义（中医学院试用教材重订本）** 成都中医学院主编　1964 年
上海科学技术出版社铅印本

0663 **伤寒论汇要分析** 俞长荣编著　　　　　　　　　　　　　1964 年
① 1964 年福建人民出版社铅印本
② 1985 年福建科技出版社修订本

0664 **柯氏伤寒论翼笺正** 李培生编著　　　　　　　　　　　　1965 年
人民卫生出版社铅印本

0665 **伤寒论讲义** 武汉中医班编　　　　　　　　　　　　　　1966 年
内部刊本

0666 **伤寒论要义总述** 邓治先编著　　　　　　　　　　　　　1969 年
内部刊本

0667　**伤寒类编**　陈庄保编　　　　　　　　　　　　1972 年
　　　内部刊本

0668　**伤寒论讲义**　河南中医学院编　　　　　　　　1973 年
　　　内部刊本

0669　**伤寒论温病学(福建医科大学试用教材)**　福建医科大学编　　1973 年
　　　内部刊本

0670　**伤寒论讲义**　云南中医学院编　　　　　　　　1974 年
　　　内部刊本

0671　**伤寒论讲义**　全国伤寒师资进修班编　　　　　1975 年
　　　内部刊本

0672　**伤寒宗正全书**　陆经正著　　　　　　　　　　1976 年
　　　见《伤寒论辞典》收目

0673　**伤寒论歌诀**　正言编辑部　　　　　　　　　　1976 年
　　　台湾正言出版社铅印本

0674　**伤寒论讲义**　林辉镇编　　　　　　　　　　　1976 年
　　　台湾益群书店股份有限公司铅印本

0675　**伤寒论梗注**　赵晓光著　　　　　　　　　　　1976 年
　　　台湾力行书局有限公司

0676　**伤寒杂病指南**　叶隐衡著　　　　　　　　　　1977 年
　　　台湾大孚书局有限公司

0677　**伤寒论科学化新注**　注者未详　　　　　　　　1977 年
　　　台湾旋风出版社

0678　**伤寒医案选**　戴佛延编　　　　　　　　　　　1978 年
　　　内部刊本

0679　**伤寒论(全国西医学习中医普及教材)**　湖北中医学院主编　　1978 年
　　　人民卫生出版社铅印本

0680　**问答式中国医药指南丛书(伤寒病问答)**　蔡陆仙编　　1978 年
　　　台湾正源出版社

0681　**伤寒论语释**　李克绍编著　　　　　　　　　　1978 年
　　　人民卫生出版社铅印本

0682　**伤寒解惑论**　李克绍(君复)编著　　　　　　　1978 年
　　　① 山东科技出版社
　　　② 2012 年中国医药科技出版社修订版

0683 **伤寒论方解** 江苏省中医研究所编著　　　　　1978 年
　　　江苏科技出版社

0684 **伤寒论精解** 杨惟杰编　　　　　　　　　　1978 年
　　　台湾乐群出版事业有限公司

0685 **伤寒论重点总整理** 吴埙材编　　　　　　　1978 年
　　　台湾世一书局

0686 **伤寒论重编** 杨宏仁编　　　　　　　　　　1978 年
　　　台湾世一书局

0687 **伤寒论证状分析** 辽宁中医学院编著　　　　1979 年
　　　见《伤寒论辞典》

0688 **伤寒论方证临床阐述** 留韦杰编著　　　　　1979 年
　　　泉州市医学科研所铅印

0689 **三阴三阳提纲** 黄竹斋编　　　　　　　　　1979 年
　　　内部刊本

0690 **伤寒论讲义（西医学习中医试作教材）** 于己百主编　1979 年
　　　甘肃人民出版社铅印本

0691 **伤寒论选读（全国高等医药院校试用教材）**　　1979 年
　　　湖北中医学院主编
　　　上海科学技术出版社

0692 **伤寒论选读** 北京中医学院主编　　　　　　1979 年
　　　人民卫生出版社

0693 **伤寒论脉法研究** 王占玺主编；赵荃，李焕玲校录　1980 年
　　　科学技术文献出版社重庆分社出版

0694 **伤寒论通俗讲话** 刘渡舟编　　　　　　　　1980 年
　　　① 上海科学技术出版社
　　　② 2009 年上海科学技术出版社
　　　③ 2013 年人民卫生出版社傅士垣整理本

0695 **伤寒金匮测验精化** 吴埙村编　　　　　　　1980 年
　　　台湾光田出版社

0696 **伤寒论速读表解** 陈杉源编　　　　　　　　1980 年
　　　台湾光田出版社

0697 **伤寒论析义** 黄圣馥编　　　　　　　　　　1980 年
　　　台湾昭人出版社

一、《伤寒论》类著作存世书目

0698 **伤寒论应用题汇**　陈杉源编　　　　　　　　　1980 年
　　　台湾光田出版社

0699 **张仲景学术思想论文集**　南阳地区科技协会编　1981 年
　　　内部刊本

0700 **伤寒萃要**　邵余三编著　　　　　　　　　　　1981 年
　　　青海科技协会(内刊)

0701 **伤寒论方医案选编**　高德编著　　　　　　　　1981 年
　　　湖南科技出版社

0702 **伤寒论选释和题答**　何志雄编著　　　　　　　1981 年
　　　广东科学技术出版社

0703 **伤寒名案选新注**　熊寥笙编著　　　　　　　　1981 年
　　　四川人民出版社

0704 **金榜中医特考全集(伤寒)**　立得教研组编　　　1981 年
　　　台湾立得出版社

0705 **中医检考必备教材——检考指定解说教材(图说伤寒论)**　　1981 年
　　　立得教研组编
　　　台湾立得出版社

0706 **经方应用**　王琦等著　　　　　　　　　　　　1981 年
　　　宁夏人民出版社

0707 **张仲景方易记便学册**　唐嘉燕著　　　　　　　1981 年
　　　中医古籍出版社

0708 **伤寒论剖析**　杨日超编　　　　　　　　　　　1981 年
　　　国立中国医药研究所

0709 **伤寒论释义**　启业编辑部　　　　　　　　　　1981 年
　　　台湾启业书局有限公司

0710 **伤寒论电脑题库范例精解**　林辉镇著　　　　　1981 年
　　　台湾益群书店股份有限公司

0711 **伤寒论新释**　作者未详　　　　　　　　　　　1981 年
　　　台湾文光图书有限公司

0712 **冉注伤寒论**　冉雪峰编著　　　　　　　　　　1982 年
　　　科学技术文献出版社

0713 **宋本伤寒论校注**　朱佐武点校　　　　　　　　1982 年
　　　湖南科学技术出版社

0714 **伤寒论语释** 李克绍（君复）编著 1982 年
山东科学技术出版社

0715 **伤寒知要** 万有生编著 1982 年
江西人民出版社

0716 **中医四大经典作题解** 万兰靖等编写 1982 年
江西人民出版社

0717 **张仲景学说论文选编** 中医研究院编 1982 年
内部刊本

0718 **中华全国中医学会仲景学说讨论会论文汇编** 1982 年
① 中华全国中医学会编
② 内部刊本

0719 **经方发挥** 赵明锐编著 1982 年
山西人民出版社

0720 **伤寒论十四讲** 刘渡舟编著 1983 年
① 1983 年天津科学技术出版社
② 1985 年天津科学技术出版社第二版
③ 2013 年人民卫生出版社

0721 **伤寒论古今临床** 1983 年
① 浙江医科大学第一期西医学习中医提高班编
② 浙江科学技术出版社

0722 **伤寒挈要** 刘渡舟,聂惠民,傅世垣编著 1983 年
人民卫生出版社

0723 **伤寒论方医案选编** 高德编 1983 年
见《伤寒论辞典》书目

0724 **经方临证集要** 张有俊编 1983 年
河北人民出版社

0725 **伤寒论诠解** 刘渡舟,傅士垣编著 1983 年
① 天津科学技术出版社
② 2013 年人民卫生出版社

0726 **伤寒论汤证新编** 郭子光,冯显逊编著 1983 年
① 上海科学技术出版社
② 2010 年上海科学技术出版社

0727 **伤寒论临床研究** 王占玺主编 1983 年
科技文献出版社铅印本

0728 **伤寒论阐释**　成友仁编著　　　　　　　　　　　1983 年
　　陕西科学技术出版社

0729 **伤寒论**　李育德编　　　　　　　　　　　　　　1983 年
　　台湾国兴出版社

0730 **伤寒论概要**　黄三元编　　　　　　　　　　　　1983 年
　　台湾八德教育文化出版公司

0731 **伤寒论诠释**　吴国定编　　　　　　　　　　　　1983 年
　　台湾昭人出版社

0732 **伤寒论研究**　启业编辑部　　　　　　　　　　　1983 年
　　台湾启业书局有限公司铅印精装本

0733 **白话本伤寒论**　朱三和编　　　　　　　　　　　1983 年
　　台湾五陵出版社

0734 **伤寒论方运用法**　　　　　　　　　　　　　　　1984 年
　　浙江科技出版社

0735 **伤寒论手册**　张启基, 王辉武合编　　　　　　　1984 年
　　科技文献出版社重庆发社铅印本

0736 **伤寒论表解**　广州中医学院伤寒教研室编　　　　1984 年
　　广西人民出版社

0737 **伤寒论方证研究**　辽宁省中医药研究院编　　　　1984 年
　　辽宁科学技术出版社

0738 **伤寒论临床实验录**　邢锡波编著　　　　　　　　1984 年
　　① 天津科学技术出版社
　　② 2012 年人民军医出版社邢汝雯整理本

0739 **伤寒论辨证表解**　杜雨茂编著　　　　　　　　　1984 年
　　陕西科学技术出版社

0740 **伤寒温病瘟疫证治会通诀要**　武明钦编著　　　　1984 年
　　河南科技出版社铅印本

0741 **伤寒论析要**　阎洪臣主编　　　　　　　　　　　1984 年
　　吉林人民出版社

0742 **新编伤寒论类方**　刘渡舟编著　　　　　　　　　1984 年
　　① 山西人民出版社
　　② 2013 年人民卫生出版社

0743 **伤寒论针灸配穴选注**　单玉堂著　　　　　　　　1984 年
　　① 人民卫生出版社

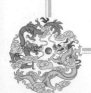

② 2012 年人民卫生出版社

0744 **伤寒海底眼** 〔明〕何渊著；何时希编校 　　　　1984 年
学林出版社铅印本

0745 **伤寒论类方** 〔清〕徐灵胎撰著；李铁石校注 　　　　1984 年
① 江苏科学技术出版社
② 2013 年学苑出版社张立平点校本

0746 **张仲景药法研究** 王占玺编著 　　　　1984 年
科学技术文献出版社

0747 **伤寒论解析** 杨东喜编著 　　　　1984 年
① 台湾国光出版社
② 2005 年国兴出版社

0748 **伤寒论备要** 胡洋吉编 　　　　1984 年
台湾文笙书局

0749 **伤寒论新编新义** 黄三元编 　　　　1984 年
台湾八德教育文化出版公司

0750 **伤寒名案选新注** 启业编辑部 　　　　1984 年
台湾启业书局有限公司

0751 **伤寒论译释** 启业编辑部 　　　　1984 年
台湾启业书局有限公司

0752 **伤寒论（问答式总整理）** 陈淑贞，简辛朴编 　　　　1984 年
台湾昭人出版社

0753 **伤寒论** 吴国定编著 　　　　1984 年
台湾正中书局股份有限公司

0754 **伤寒论题库** 吴垻村编 　　　　1984 年
世一书局

0755 **伤寒纂要** 〔清〕何汝阈著；何时希编校 　　　　1985 年
学林出版社

0756 **伤寒六经病证治撮要** 张世浚，谢立业编著 　　　　1985 年
陕西科技出版社

0757 **小柴胡汤的临床应用** 叶锦文编著 　　　　1985 年
陕西科学技术出版社

0758 **伤寒百问** 李克绍，徐国仟编著 　　　　1985 年
山东科学技术出版社

0759 **伤寒论讲义(高等医学院校教材)** 李培生主编   1985 年
上海科技出版社

0760 **伤寒论释义** 姜春华著   1985 年
上海科技出版社

0761 **伤寒论自学辅导** 史定文等编   1985 年
中医古籍出版社

0762 **伤寒论集要** 邓铁涛著   1985 年
广东科技出版社

0763 **伤寒论类要注疏** 〔清〕徐大桂遗著;杜兆雄点校   1985 年
安徽科学技术出版社

0764 **伤寒论精义** 黄三元编   1985 年
台湾八德教育文化出版公司

0765 **伤寒真方歌括** 〔清〕陈修园著;陈竹友校注   1985 年
① 福建科学技术出版社
② 2012 年学苑出版社江南校注本
③ 2013 年山西科学技术出版社

0766 **伤寒谱** 沈凤辉撰   1985 年
台湾新文丰出版股份有限公司

0767 **伤寒论汇要分析(修订本)** 俞长荣编著   1985 年
福建科学技术出版社

0768 **伤寒论百题解答** 陆巨卿著   1986 年
云南科学技术出版社

0769 **中医学多选题题库(伤寒论分册)** 梅国强主编   1986 年
山西科学教育出版社

0770 **伤寒论讲义(全国高等中医学院函授教材)** 李培生主编   1986 年
湖南科技出版社

0771 **中医学解难·伤寒论分册** 天津中医学院编   1986 年
天津科学技术出版社

0772 **经方要义** 石国璧编著   1986 年
甘肃人民出版社

0773 **柯氏伤寒附翼笺正** 李培生编著   1986 年
人民卫生出版社

0774 **伤寒论医案集** 孙溥泉编著   1986 年
陕西科学技术出版社

0775 **伤寒论纵横** 贺有琰编著　　　　　　　　　　1986 年
湖北科学技术出版社

0776 **伤寒论讲义** 湖北中医学院编　　　　　　　　1986 年
湖南科学技术出版社

0777 **伤寒论(英文版)** 罗希文译　　　　　　　　　1986 年
新世界出版社

0778 **伤寒赋** 邵维翰著　　　　　　　　　　　　　1986 年
陕西科技出版社

0779 **伤寒论串解** 时振声编著　　　　　　　　　　1987 年
中医古籍出版社

0780 **伤寒论求是** 陈亦人编著　　　　　　　　　　1987 年
人民卫生出版社

0781 **经证证药录** 王继志遗稿　　　　　　　　　　1987 年
甘肃科学技术出版社

0782 **伤寒总病论释评** 浠水县卫生局,湖北中医学院编　1987 年
湖北科学技术出版社

0783 **伤寒论(高等中医院校教学参考丛书)** 李培生主编　1987 年
人民卫生出版社

0784 **中华全国第二次张仲景学说讨论会论文汇编**　　1987 年
1987 年 10 月南阳(内部刊本)

0785 **伤寒论选读(中医自学丛书)** 刘渡舟编　　　　1987 年
江西科学技术出版社

0786 **伤寒理法析** 张斌编　　　　　　　　　　　　1987 年
内蒙古人民出版社

0787 **伤寒论条文表解** 李筱国等编著　　　　　　　1987 年
云南科学技术出版社

0788 **杂病原旨** 欧阳锜编　　　　　　　　　　　　1987 年
人民卫生出版社

0789 **伤寒方识证** 裴慎编著　　　　　　　　　　　1987 年
甘肃科学技术出版社

0790 **伤寒论指归** 王继中编著　　　　　　　　　　1987 年
青海人民出版社铅印本

0791 **伤寒论研究** 赵恩俭编著　　　　　　　　　　1987 年
天津科学技术出版社

一、《伤寒论》类著作存世书目

0792 **伤寒论讲解** 光明涵授大学主编 1987 年
光明日报出版社

0793 **伤寒论(白话中医古籍丛书)** 高德主编 1988 年
中外文化出版公司;春秋出版社

0794 **伤寒论多选题评述** 梅国强主编 1988 年
上海科学技术出版社

0795 **伤寒论研究** 王琦主编 1988 年
广东高等教育出版社

0796 **中医学问答题库——伤寒论分册** 刘渡舟主编 1988 年
中医古籍出版社

0797 **伤寒论辞典** 刘渡舟主编 1988 年
解放军出版社

0798 **伤寒论训解** 夏洪生编著 1988 年
中医古籍出版社

0799 **伤寒论讲解** 王琦主编 1988 年
河南科学技术出版社

0800 **寒温统一论** 万友生著 1988 年
上海科技出版社

0801 **简明伤寒论注解及临床应用** 赵凌云编著 1989 年
学术期刊出版社

0802 **伤寒论汤证论治** 李文瑞编著 1989 年
① 人民军医出版社
② 2000 年中国科学技术出版社

0803 **伤寒(中医药自学丛书第六分册)** 杨医亚主编 1989 年
河北科学技术出版社

0804 **伤寒心悟** 程昭寰主编 1989 年
学苑出版社出版

0805 **桂枝汤类方证应用研究** 江尔逊等主编 1989 年
四川科技出版社

0806 **经方方法论** 孙朝宗等编 1989 年
山东科学技术出版社

0807 **伤寒论临床应用** 王占玺主编 1990 年
科学技术出版社

0808 **伤寒论检索** 吴林鹏主编   1990 年
河南科学技术出版社

0809 **仲景内科学** 张谷才编   1990 年
上海中医学院出版社

0810 **伤寒论语译** 刘渡舟主编   1990 年
人民卫生出版社

0811 **伤寒论词语解释** 严育斌编   1990 年
陕西科学技术出版社

0812 **伤寒六经病证治验选录** 黄卿发编著   1990 年
上海中医学院出版社

0813 **经方使用标准** 王克穷编   1990 年
甘肃科学技术出版社

0814 **张仲景对药的临床应用** 王玉兰等编   1990 年
北京科学技术出版社

0815 **伤寒论析疑** 沈齐苍编著   1990 年
上海科技出版社

0816 **中医外感三部六经说——伤寒论医理探源** 田合禄著   1990 年
山西科学教育出版社

0817 **仲景方与临床** 陈伯涛著   1991 年
中国医药科技出版社

0818 **伤寒论专题研究** 孙瑞编著   1991 年
河南科技出版社

0819 **伤寒论研究** 关祥祖等编   1991 年
云南大学出版社

0820 **伤寒论校注** 刘渡舟主编   1991 年
① 人民卫生出版社
② 2013 年人民卫生出版社

0821 **伤寒论症状鉴别纲要** 吴元黔等编著   1991 年
上海中医学院出版社

0822 **历代伤寒著作书目辑录** 唐明华编   1991 年
中州古籍出版社

0823 **《伤寒论》中三阴病之我见** 蔡振东编著   1991 年
青海大学(内刊)

0824 **伤寒论译释** 南京中医学院著　　　　　　1992 年
　　　上海科学技术出版社

0825 **古本伤寒杂病论校评** 蔡德元编著　　　　1992 年
　　　河南科技出版社

0826 **伤寒六经病变** 杨育周著　　　　　　　　1992 年
　　　人民卫生出版社

0827 **伤寒论方证药研究** 李昌主编　　　　　　1992 年
　　　黑龙江科技出版社

0828 **伤寒论东考** 李华安著　　　　　　　　　1992 年
　　　中国医药科技出版社

0829 **伤寒论析义** 叶午庄编著　　　　　　　　1992 年
　　　安徽科技出版社

0830 **伤寒论释义** 刘举俊主编　　　　　　　　1992 年
　　　甘肃科技出版社

0831 **伤寒解要** 于书本编著　　　　　　　　　1992 年
　　　青岛海洋大学出版社

0832 **试论仲景学说的集论思想** 杨培坤等编著　1992 年
　　　上海交通大学出版社

0833 **伤寒论现代临床研究** 杨麦青编著　　　　1992 年
　　　中国中医药出版社

0834 **伤寒撮要校注** 李明廉等校注　　　　　　1992 年
　　　陕西科技出版社

0835 **伤寒论类辨** 陈宝明编著　　　　　　　　1993 年
　　　人民卫生出版社

0836 **仲景治法研究** 王贵森等著　　　　　　　1993 年
　　　厦门大学出版社

0837 **《伤寒论》方证辨析与应用** 于俊生等编　1993 年
　　　青岛出版社

0838 **伤寒论归真** 张正昭编　　　　　　　　　1993 年
　　　湖南科技出版社

0839 **伤寒论汤证纂要及歌括**　　　　　　　　1993 年
　　　陕西科技出版社

0840 **伤寒论七字经** 黄荣活编著　　　　　　　1993 年
　　　广西科技出版社

0841　**伤寒论与临床**　聂惠民主编　　　　　　1993 年
　　　　广东科技出版社

0842　**伤寒论临证指要**　刘渡舟著　　　　　　　1993 年
　　　　① 学苑出版社
　　　　② 2003 年学苑出版社第二版
　　　　③ 2006 年学苑出版社

0843　**伤寒论文献通考**　钱超尘著　　　　　　　1993 年
　　　　学苑出版社

0844　**伤寒学**　张丰强主编　　　　　　　　　　1993 年
　　　　中国中医药出版社

0845　**伤寒六经求真**　郭春霖著　　　　　　　　1993 年
　　　　海豚出版社

0846　**六经辨证与方技新析**　王伯章著　　　　　1994 年
　　　　广东科技出版社

0847　**伤寒论研究大辞典**　傅延龄主编　　　　　1994 年
　　　　山东科技出版社

0848　**伤寒证治通论**　许孔璋编著　　　　　　　1994 年
　　　　安徽科技出版社

0849　**中医学问答题库——伤寒论**　刘渡舟编　　1994 年
　　　　山西科技出版社

0850　**何氏伤寒二种**　何汝国等编　　　　　　　1994 年
　　　　（1）**何氏伤寒家课**
　　　　（2）**伤寒辨类**
　　　　上海科技出版社

0851　**伤寒从新**　〔清〕王少峰撰　　　　　　　1994 年
　　　　安徽科技出版社

0852　**伤寒证治心法**　程绍恩等主编　　　　　　1994 年
　　　　北京科技出版社

0853　**伤寒论坛一墨**　崔河泉等著　　　　　　　1994 年
　　　　中州古籍出版社

0854　**伤寒论古今研究**　关庆增等主编　　　　　1994 年
　　　　辽宁科技出版社

0855　**伤寒论学术史**　叶发正著　　　　　　　　1995 年
　　　　华中师范大学出版社

0856　**现代中医药应用与研究大系——伤寒及金匮**　柯雪帆主编　　　1995 年
　　　上海中医药大学出版社

0857　**伤寒论新解**　马堪温等著　　　　　　　　　　　　　　　　　1995 年
　　　① 中国中医药出版社
　　　② 2012 年中国中医药出版社

0858　**伤寒论临床应用五十论**　裴永清著　　　　　　　　　　　　　1995 年
　　　① 学苑出版社
　　　② 2005 年学苑出版社
　　　③ 2006 年学苑出版社

0859　**伤寒论便读**　钟小南编著　　　　　　　　　　　　　　　　　1995 年
　　　人民卫生出版社

0860　**柯氏伤寒论注疏正**　李培生编著　　　　　　　　　　　　　　1996 年
　　　人民卫生出版社

0861　**伤寒论讲义（高等中医药院校教材）**　张桂珍主编　　　　　　1996 年
　　　山东大学出版社

0862　**伤寒论讲义（普通高等中医院校协编教材）**　聂惠民主编　　　1996 年
　　　学苑出版社

0863　**日本医家伤寒论注解辑要**　郭秀梅等编　　　　　　　　　　　1996 年
　　　人民卫生出版社

0864　**伤寒论校注语释**　郭霭春等编著　　　　　　　　　　　　　　1996 年
　　　天津科技出版社

0865　**伤寒论选读（普通高等教育中医药类规划教材）**　柯雪帆主编　1996 年
　　　上海科技出版社

0866　**中医学的选题题库——伤寒论分册**　梅国强主编　　　　　　　1996 年
　　　山西科技出版社

0867　**陈瑞春论伤寒**　陈瑞春著　　　　　　　　　　　　　　　　　1997 年
　　　① 中国中医药出版社
　　　② 2012 年中国中医药出版社

0868　**注解伤寒论**　鲁兆麟主校　　　　　　　　　　　　　　　　　1997 年
　　　辽宁科技出版社

0869　**伤寒论**　历畅等点校　　　　　　　　　　　　　　　　　　　1997 年
　　　中医古籍出版社

0870　**基层中医临证必读大系——伤寒分册**　程昭寰等编著　　　　　1998 年
　　　中国科技出版社

0871 **张仲景五十味药证** 黄煌编著 1998年
人民卫生出版社

0872 **伤寒析疑** 姜建国等编著 1998年
科技文献出版社

0873 **《伤寒论》方证证治准绳** 关庆增编著 1998年
① 大连出版社
② 2012年中国中医药出版社

0874 **伤寒论现代研究与临床应用** 孟永利等编著 1998年
① 学苑出版社
② 2007年学苑出版社

0875 **伤寒名医验案精选** 陈明等编著 1999年
① 1999年学苑出版社
② 2008年学苑出版社

0876 **全国中医院校各科课程习题集·伤寒论习题集** 张桂珍等编著 1999年
上海中医药大学出版社

0877 **汤方辨证及临床** 畅达等编 1999年
中国中医药出版社

0878 **伤寒论对译** 林培明编译 2000年
广东科技出版社

0879 **新编"伤寒论"问答·太阳篇** 韩逢春编 2001年
云南科技出版社

0880 **解读伤寒** 林镜栋编 2002年
中国人事出版社

0881 **伤寒论精读** 张友堂等主编 2002年
黑龙江科学技术出版社

0882 **思考中医:对自然与生命的时间解读:伤寒论导论** 刘力红编 2002年
广西师范大学出版社

0883 **实用《伤寒论》一百一十三方使用精要** 陈府编 2003年
天地出版社

0884 **读《伤寒论》笔记** 郭芳陌遗稿;张克强整理 2003年
四川科学技术出版社

0885 **伤寒学习题集** 熊曼琪编 2003年
中国中医药出版社

0886 **伤寒学** 熊曼琪编　　　　　　　　　　　　　　　　　2003 年
　　　中国中医药出版社

0887 **伤寒论讲义** 梅国强编　　　　　　　　　　　　　　　2003 年
　　　人民卫生出版社

0888 **伤寒论通释** 李心机编　　　　　　　　　　　　　　　2003 年
　　　人民卫生出版社

0889 **伤寒论现代解读** 李同宪等编　　　　　　　　　　　　2003 年
　　　第四军医大学出版社

0890 **伤寒论讲义** 曾福海编　　　　　　　　　　　　　　　2003 年
　　　陕西科学技术出版社

0891 **伤寒三字经** 张志刚编　　　　　　　　　　　　　　　2003 年
　　　第四军医大学出版社

0892 **伤寒论新解** 崔永昌等编　　　　　　　　　　　　　　2003 年
　　　军事医学科学出版社

0893 **伤寒论习题集** 姜建国等编　　　　　　　　　　　　　2003 年
　　　上海中医药大学出版社

0894 **图解伤寒论** 刘越图解;刘山雁等整理　　　　　　　　2003 年
　　　人民卫生出版社

0895 **伤寒论方医案:《伤寒论》104 个方的医案 590 例** 刘接宝编　　2003 年
　　　立得出版社

0896 **伤寒论** 郝万山编　　　　　　　　　　　　　　　　　2004 年
　　　科学出版社

0897 **伤寒论释疑与经方实验** 杜雨茂编　　　　　　　　　　2004 年
　　　中医古籍出版社

0898 **伤寒论图表解** 李心机编　　　　　　　　　　　　　　2004 年
　　　人民卫生出版社

0899 **伤寒论** 〔汉〕张机述;〔晋〕王叔和撰次;路振平整理　　2004 年
　　　山东画报出版社

0900 **全国高等中医药院校本科复习应试及研究生入学考试指导丛**　2004 年
　　　书:伤寒论 张友堂编
　　　清华大学出版社

0901 **伤寒类证探析** 姬元璋编　　　　　　　　　　　　　　2004 年
　　　人民卫生出版社

0902 **伤寒论** 姜建国编 2004 年
中国中医药出版社

0903 **伤寒学** 周春祥编 2004 年
中国中医药出版社

0904 **增订通俗伤寒论** 何廉臣编；连智华点校 2004 年
福建科学技术出版社

0905 **进入伤寒论** 陈祈宏编 2005 年
文兴出版事业有限公司

0906 **伤寒论药物古今变异与应用研究** 祝之友编 2005 年
中医古籍出版社

0907 **《伤寒论》新释** 王庆国编 2005 年
中国中医药出版社

0908 **伤寒论研究** 梁华龙编 2005 年
科学出版社

0909 **伤寒论方剂现代研究与临床应用** 林立松编 2005 年
中医古籍出版社

0910 **图解伤寒论·症状分析篇** 林政宏编 2005 年
文神出版社

0911 **经方化裁** 李文瑞编 2005 年
学苑出版社

0912 **伤寒直指** 〔清〕强健著；吉文辉等点校 2005 年
上海科学技术出版社

0913 **张步桃解读伤寒论·方剂篇** 张步桃编 2005 年
远流出版事业股份有限公司

0914 **张步桃解读伤寒论·药物篇** 张步桃编 2005 年
远流出版事业股份有限公司

0915 **张仲景症状学** 李家庚编 2005 年
中国医药科技出版社

0916 **《伤寒论》现代医学评述** 孙成斋编 2005 年
安徽人民出版社

0917 **图解伤寒论** 刘越图解 2005 年
大孚书局有限公司

0918 **活解伤寒论** 刘观涛等译著 2005 年
军事医学科学出版社

0919　(便携式)伤寒论学习记忆手册　何新慧等编　　　　　　2005 年
　　　　上海中医药大学出版社

0920　《伤寒论求是》钩玄　顾武军编　　　　　　　　　　　2006 年
　　　　学苑出版社

0921　伤寒实践论　陈瑞春编　　　　　　　　　　　　　　2006 年
　　　　相映文化

0922　简明实用伤寒论词典　陈佑林编　　　　　　　　　　2006 年
　　　　贵州科技出版社

0923　伤寒论选读　郝万山编　　　　　　　　　　　　　　2006 年
　　　　人民卫生出版社

0924　《伤寒论》与中医现代临床　赵进喜等编　　　　　　2006 年
　　　　人民军医出版社

0925　六经辨证新探　贾秀林等编　　　　　　　　　　　　2006 年
　　　　人民卫生出版社

0926　《伤寒论》证治辑要　谷松编　　　　　　　　　　　2006 年
　　　　辽宁大学出版社

0927　长沙方歌括白话解　聂惠民等编　　　　　　　　　　2006 年
　　　　人民卫生出版社

0928　伤寒论学用指要　翟慕东编　　　　　　　　　　　　2006 年
　　　　中国中医药出版社

0929　伤寒析变　纪立金编　　　　　　　　　　　　　　　2006 年
　　　　中国中医药出版社

0930　伤寒论通检　段逸山编；梁国庆协编　　　　　　　　2006 年
　　　　文兴出版事业有限公司

0931　伤寒方证便览　柳少逸编　　　　　　　　　　　　　2006 年
　　　　中医古籍出版社

0932　伤寒论读本　杨殿兴等编　　　　　　　　　　　　　2006 年
　　　　化学工业出版社

0933　伤寒论学习手册　杜雨茂编　　　　　　　　　　　　2006 年
　　　　立得出版社

0934　伤寒论版本大全　李顺保编　　　　　　　　　　　　2006 年
　　　　学苑出版社

0935　伤寒论　李培生等编　　　　　　　　　　　　　　　2006 年
　　　　人民卫生出版社

0936 《伤寒论》解读与临床运用　张横柳等编　　　　　　　2006 年
　　　上海中医药大学出版社

0937 **伤寒论思维与辨析**　张国骏编　　　　　　　　　2006 年
　　　中国中医药出版社

0938 **伤寒论助读**　张仲景著；刘接宝编译　　　　　　　2006 年
　　　立得出版社

0939 **伤寒论方证新识**　吴宜兴编　　　　　　　　　　2006 年
　　　第二军医大学出版社

0940 **伤寒常变论**　何毅编　　　　　　　　　　　　　2006 年
　　　中国中医药出版社

0941 **伤寒论阐微**　郑卫平等编　　　　　　　　　　　2007 年
　　　新华出版社

0942 **伤寒论译注**　边正方等编　　　　　　　　　　　2007 年
　　　中医古籍出版社

0943 **伤寒论讲义**　王庆国编　　　　　　　　　　　　2007 年
　　　高等教育出版社

0944 **伤寒杂病论增补用方**　王付编　　　　　　　　　2007 年
　　　学苑出版社

0945 **伤寒学**　熊曼琪编　　　　　　　　　　　　　　2007 年
　　　中国中医药出版社

0946 **伤寒论**　李赛美等编　　　　　　　　　　　　　2007 年
　　　科学出版社

0947 《伤寒论研究》与《临证演讲录》　恽铁樵著；伍悦编校　2007 年
　　　学苑出版社

0948 **伤寒论讲义**　张锡纯著；刘观涛点校　　　　　　　2007 年
　　　学苑出版社

0949 **仲景临证传知录：章回体《伤寒论》解析**　张喜奎编　2007 年
　　　人民卫生出版社

0950 **读解《伤寒》**　张再良编　　　　　　　　　　　2007 年
　　　人民卫生出版社

0951 **订正伤寒论演义**　〔汉〕张仲景原著；〔清〕吴谦订正；李长青演义　2007 年
　　　学苑出版社

0952 **伤寒总病论**　〔宋〕庞安时著；王鹏等整理　　　　2007 年
　　　人民卫生出版社

0953 **伤寒论讲义** 姜建国编 2007 年
上海科学技术出版社

0954 **伤寒论释难** 姜建国编 2007 年
上海中医药大学出版社

0955 **伤寒论习题集** 姜建国编 2007 年
中国中医药出版社

0956 **伤寒临床三部六病精义** 刘绍武著;刘惠生撰 2007 年
人民军医出版社

0957 **《伤寒论坛》丛书** 刘丰毓等编 2007 年
人民军医出版社

0958 **胡希恕伤寒论讲座** 鲍艳举等编;胡希恕讲述 2008 年
学苑出版社

0959 **再传伤寒论** 韩世明编 2008 年
科学技术文献出版社

0960 **陈慎吾伤寒论讲义** 陈慎吾编 2008 年
中国中医药出版社

0961 **《伤寒论》求是** 陈亦人原著;顾武军等修订 2008 年
上海科学技术出版社

0962 **郝万山伤寒论讲稿** 郝万山著;王雅菊等协编 2008 年
人民卫生出版社

0963 **伤寒论阴阳图说** 衣之镖编 2008 年
学苑出版社

0964 **伤寒论通俗讲话** 胡希恕著;冯世纶等整理 2008 年
中国中医药出版社

0965 **伤寒论解要** 王庆国编 2008 年
天津科技翻译出版公司

0966 **《伤寒论》导读** 王兴华等编 2008 年
人民军医出版社

0967 **伤寒百年** 温长路编 2008 年
学苑出版社

0968 **伤寒论临证发微** 柯雪帆编 2008 年
上海科学技术出版社

0969 **伤寒论一学就通** 林政宏编 2008 年
广东科技出版社

0970 **张仲景及其著作考证** 林佳静等点校 2008 年
学苑出版社

0971 **经方研究与临床发微** 李赛美等编 2008 年
人民卫生出版社

0972 **伤寒论新解** 〔日〕杉原德行著；白羊译；郝爱真等点校 2008 年
学苑出版社

0973 **伤寒发微** 曹颖甫著；鲍艳举点校 2008 年
学苑出版社

0974 **恽铁樵伤寒金匮研究** 恽铁樵著；袁久林点校 2008 年
福建科学技术出版社

0975 **伤寒大论坛** 张步桃讲编 2008 年
台湾高雄市中医师公会

0976 **图解伤寒论：回归中医的根本** 〔东汉〕张仲景原著；白景誉编 2008 年
陕西师范大学出版社

0977 **刘渡舟伤寒论讲稿** 刘渡舟著录；王庆国等整理 2008 年
人民卫生出版社

0978 **伤寒助学歌诀** 刘建桥等编 2008 年
人民军医出版社

0979 **当代名医论仲景伤寒** 刘世恩等编 2008 年
学苑出版社

0980 **增订伤寒百证歌注** 何廉臣增订；熊俊点校 2008 年
福建科学技术出版社

0981 **简明《伤寒论》讲解** 顾武军编 2009 年
学苑出版社

0982 **伤寒论笔记图解** 雷根平编 2009 年
化学工业出版社

0983 **仲景归真** 〔清〕陈焕堂编 2009 年
广东科技出版社

0984 **陈伯涛仲景方与临床** 陈伯涛等编 2009 年
人民军医出版社

0985 **经方躬行录** 闫云科编 2009 年
学苑出版社

0986 **伤寒六经求真** 郭生白编 2009 年
九州出版社

0987 **伤寒论理论与实践** 郝万山等编 2009 年
人民卫生出版社

0988 **伤寒述义** 赵桐编；赵寿康整理 2009 年
人民卫生出版社

0989 **四库全书伤寒类医著集成** 虞舜等编 2009 年
江苏科学技术出版社

0990 **伤寒论讲义** 董正华编 2009 年
第四军医大学出版社

0991 **伤寒论阐释** 苏庆民,宿明良编 2009 年
科学技术文献出版社

0992 **肖相如论伤寒** 肖相如编 2009 年
中国中医药出版社

0993 **读伤寒论赘余** 〔清〕程应旄撰；王旭光等校注 2009 年
中国中医药出版社

0994 **绍兴伤寒学派与通俗伤寒论今释** 沈元良编 2009 年
中国中医药出版社

0995 **通俗伤寒论新编:绍派俞根初方应用** 沈元良编 2009 年
金盾出版社

0996 **伤寒论** 李赛美编 2009 年
人民卫生出版社

0997 **伤寒论疑难解读** 李心机编 2009 年
人民卫生出版社

0998 **活人书** 〔宋〕朱肱著；梁海涛等点校 2009 年
中国中医药出版社

0999 **章巨膺论伤寒** 朱世增编 2009 年
上海中医药大学出版社

1000 **俞长荣论伤寒** 朱世增编 2009 年
上海中医药大学出版社

1001 **任应秋论伤寒** 朱世增编 2009 年
上海中医药大学出版社

1002 **刘渡舟论伤寒** 朱世增编 2009 年
上海中医药大学出版社

1003 **伤寒论条辨续注** 〔明〕方有执撰；〔清〕郑重光注；黄金玲等校注 2009 年
中国中医药出版社

1004　**伤寒论临床教程**　张国骏编　　　　　　　　　　2009 年
　　　人民卫生出版社

1005　**《伤寒论》机理**　〔汉〕张仲景著；包顺义等撰释　　　2009 年
　　　山西科学技术出版社

1006　**伤寒论白话图解**　〔汉〕张仲景原著；何赛萍编　　　2009 年
　　　辽宁科学技术出版社

1007　**图解伤寒论**　张仲景著　　　　　　　　　　　　2009 年
　　　山东美术出版社

1008　**中医·三部六病翼·试习伤寒论**　康守义编　　　2009 年
　　　中国人口出版社

1009　**伤寒论讲义**　姜建国编　　　　　　　　　　　　2009 年
　　　上海科学技术出版社

1010　**《伤寒论》师承课堂实录**　刘志杰编　　　　　　2009 年
　　　人民军医出版社

1011　**中国汤液经方·上部·伤寒论传真**　冯世纶等编　2009 年
　　　人民军医出版社

1012　**俞长荣伤寒论研究与临床带教**　俞长荣编　　　2009 年
　　　人民军医出版社

1013　**《伤寒论》释义**　于己百编　　　　　　　　　　2009 年
　　　甘肃科学技术出版社

1014　**续修四库全书伤寒类医著集成**　虞舜等主编　　2009 年
　　　江苏科学技术出版社

1015　**黄元御读伤寒：《伤寒悬解》《伤寒说意》**　〔清〕黄元御著；　2010 年
　　　李玉宾主校
　　　人民军医出版社

1016　**伤寒论白话解读**　顾武军编　　　　　　　　　　2010 年
　　　湖南科学技术出版社

1017　**《伤寒论》中的治病防病智慧**　陈明编　　　　　2010 年
　　　人民卫生出版社

1018　**陈慎吾经方要义与伤寒心要**　陈慎吾编　　　　　2010 年
　　　人民军医出版社

1019　**伤寒论译释**　陈亦人主编；南京中医药大学编　　2010 年
　　　上海科学技术出版社

1020 **伤寒论临床运用**　蔡文就编　　　　　　　　　2010 年
　　　科学出版社

1021 **伤寒论研读与经义发微**　蒋小敏等编　　　　　2010 年
　　　江西高校出版社

1022 **伤寒论讲义**　范恒等编　　　　　　　　　　　2010 年
　　　中国医药科技出版社

1023 **四库全书存目伤寒类医著集成**　臧守虎编　　　2010 年
　　　江苏科学技术出版社

1024 **时振声伤寒发挥**　肖相如整理　　　　　　　　2010 年
　　　中国中医药出版社

1025 **三订聂氏伤寒学**　聂惠民编　　　　　　　　　2010 年
　　　学苑出版社

1026 **《伤寒论》解读**　牛宝生编　　　　　　　　　　2010 年
　　　河南科学技术出版社

1027 **伤寒论选读[盲文文献]**　柯雪帆编　　　　　　2010 年
　　　中国盲文出版社

1028 **李阳波伤寒论坛讲记**　李坚等整理　　　　　　2010 年
　　　中国中医药出版社

1029 **伤寒论临床精要**　李赛美编　　　　　　　　　2010 年
　　　科学出版社

1030 **李翰卿伤寒讲义集要**　李翰卿著；李昭等整理　2010 年
　　　人民卫生出版社

1031 **中医必读经典口袋书·第 1 辑·伤寒卷**　李瑞等编　2010 年
　　　北京科学技术出版社

1032 **李培生伤寒论讲稿**　李培生著；李家庚整理　　2010 年
　　　人民卫生出版社

1033 **伤寒论临床发挥**　朱章志编　　　　　　　　　2010 年
　　　科学出版社

1034 **伤寒论方药新解**　张汤敏等编　　　　　　　　2010 年
　　　化学工业出版社

1035 **全注全译伤寒论**　〔东汉〕张仲景著；张景明等编　2010 年
　　　贵州教育出版社

1036 **伤寒论白话精解:中华治病医典**　王竹星编　　2010 年
　　　天津科学技术出版社

1037 **伤寒论经方药理与应用**　岳宝森编　　　　　2010 年
　　　陕西科学技术出版社

1038 **伤寒论速记**　周春祥编　　　　　　　　　2010 年
　　　上海科学技术出版社

1039 **仲景学术观与仲景证治观**　刘绍武著;刘剑波整理　2010 年
　　　人民军医出版社

1040 **《伤寒论》注评**　中医研究院研究生班编　　2011 年
　　　中国中医药出版社

1041 **伤寒论新加味方病案集**　高蔚刚编　　　　2011 年
　　　吉林科学技术出版社

1042 **陈慎吾伤寒方证药证指要**　陈慎吾著;陈大启整理;　2011 年
　　　陈慎吾名家研究室协编
　　　人民军医出版社

1043 **陈亦人伤寒论讲稿**　陈亦人著;王兴华等整理　2011 年
　　　人民卫生出版社

1044 **中医临床必读丛书合订本:伤寒·金匮·温病卷**　2011 年
　　　人民卫生出版社

1045 **伤寒六经证治与经络**　〔韩〕金永日编　　2011 年
　　　福建科学技术出版社

1046 **胡希恕伤寒论讲座**　胡希恕讲述;鲍艳举等编　2011 年
　　　学苑出版社

1047 **读伤寒论赘余**　〔清〕程应旄撰;王旭光等点校　2011 年
　　　中国医药科技出版社

1048 **伤寒论**　熊曼琪编　　　　　　　　　　　2011 年
　　　人民卫生出版社

1049 **郭子光伤寒临证精要**　江泳编　　　　　　2011 年
　　　人民军医出版社

1050 **经方心得:《伤寒论》六经方证理解与临证**　毛进军编　2011 年
　　　学苑出版社

1051 **伤寒论心悟**　柴瑞震编　　　　　　　　　2011 年
　　　中国中医药出版社

1052 **伤寒论 113 方临床使用经验**　李翰卿编　　2011 年
　　　学苑出版社

1053 **伤寒论图表解** 李心机编 2011年
人民卫生出版社

1054 **伤寒发微** 曹颖甫著;张效霞校注 2011年
学苑出版社

1055 **承淡安伤寒论新注:附针灸治疗法** 承淡安著;张仁庆点校 2011年
人民军医出版社

1056 **伤寒论临证指南** 张长恩编 2011年
中国中医药出版社

1057 **伤寒类证解惑** 〔清〕张泰恒编;刘国印点校 2011年
人民军医出版社

1058 **伤寒论方剂当代研究** 张保国编 2011年
科学出版社

1059 **伤寒论方循证医学研究** 宋俊生编 2011年
中国中医药出版社

1060 **尚论张仲景伤寒论三百九十七** 〔清〕喻嘉言著;孙迎春等点校 2011年
人民军医出版社

1061 **《伤寒论类编补遗》师承课堂实录** 刘志杰编 2011年
人民军医出版社

1062 **感症宝筏** 何廉臣重订 2011年
山西科学技术出版社

1063 **黄元御解伤寒** 〔清〕黄元御撰;燕南飞等整理 2012年
中国医药科技出版社

1064 **黄元御伤寒解** 〔清〕黄元御著;孙洽熙编 2012年
中国中医药出版社

1065 **顾武军《伤寒论》临床焦点评述** 顾武军编 2012年
中国中医药出版社

1066 **六经八纲方证解析《伤寒论》:附南陈(亦人)北刘(渡舟)有关** 2012年
论述 顾武军编
中国中医药出版社

1067 **《伤寒论》求是** 陈亦人原著;周春祥等修订 2012年
上海科学技术出版社

1068 **伤寒论校注白话解** 郭霭春等编 2012年
中国中医药出版社

1069 **重解《伤寒论》** 赵俊欣编　　　　　　　　2012年
中国中医药出版社

1070 **伤寒论方证捷要** 范崇信等编　　　　　　　2012年
学苑出版社

1071 **伤寒论立法论治要义** 范仁忠编　　　　　　2012年
人民卫生出版社

1072 **伤寒心悟** 章浩军编　　　　　　　　　　　2012年
人民军医出版社

1073 **伤寒论后条辨整理与研究** 〔清〕程郊倩原著；李平等整理编　2012年
中医古籍出版社

1074 **仲景活法：汤方辨证及临床** 畅达等编　　　2012年
中国中医药出版社

1075 **伤寒论讲义** 王庆国编　　　　　　　　　　2012年
高等教育出版社

1076 **伤寒论选读** 王庆国编　　　　　　　　　　2012年
中国中医药出版社

1077 **伤寒类方临证发微** 杨金萍编　　　　　　　2012年
人民军医出版社

1078 **伤寒论方证精解** 杨洁红编　　　　　　　　2012年
化学工业出版社

1079 **伤寒论讲义** 李金田等编　　　　　　　　　2012年
中国医药科技出版社

1080 **伤寒论讲义** 李赛美等编　　　　　　　　　2012年
人民卫生出版社

1081 **伤寒论** 李赛美编　　　　　　　　　　　　2012年
中国医药科技出版社

1082 **张仲景症状学** 李家庚编　　　　　　　　　2012年
中国医药科技出版社

1083 **伤寒论讲义** 李克绍编　　　　　　　　　　2012年
中国医药科技出版社

1084 **李克绍伤寒解惑** 李克绍著；李树沛辑　　　2012年
山东科学技术出版社

1085 **伤寒串讲释疑** 李克绍编　　　　　　　　　2012年
中国医药科技出版社

1086　长沙方歌括白话解　曲夷等编　　　　　　　　　　　　2012 年
　　　中国医药科技出版社

1087　伤寒精髓:仲景辨证论治挈要　戴玉等编　　　　　　　2012 年
　　　中国中医药出版社

1088　伤寒论临证杂录　张常春编　　　　　　　　　　　　　2012 年
　　　中国中医药出版社

1089　伤寒新解与六经九分应用法　张再良编　　　　　　　　2012 年
　　　中国中医药出版社

1090　图解伤寒论　〔汉〕张仲景著;〔晋〕王叔和撰次;　　　2012 年
　　　〔金〕成无己注释;〔清〕张卿子参订
　　　译林出版社

1091　《伤寒论》解读　崔金平编　　　　　　　　　　　　　2012 年
　　　甘肃科学技术出版社

1092　《伤寒论》方治疗优势病证规律研究　宋俊生编　　　　2012 年
　　　中国中医药出版社

1093　伤寒论品读　姜建国编　　　　　　　　　　　　　　　2012 年
　　　人民军医出版社

1094　伤寒论讲义　姜建国等编　　　　　　　　　　　　　　2012 年
　　　上海科学技术出版社

1095　中医入门:一部伤寒医天下　刘观涛著;木木树文化绘　2012 年
　　　中国中医药出版社

1096　《伤寒论》师承课堂实录　刘志杰编　　　　　　　　　2012 年
　　　人民军医出版社

1097　张锡纯论伤寒　刘建等编　　　　　　　　　　　　　　2012 年
　　　人民军医出版社

1098　思考中医:对自然与生命的时间解读:《伤寒论》导论　刘力红编　2012 年
　　　积木文化

1099　伤寒论讲本　〔日〕伊沢榛轩著;钱超尘主编;黄作阵点校　2012 年
　　　学苑出版社

1100　伤寒论释义　成都中医学院编　　　　　　　　　　　　2013 年
　　　上海科学技术出版社

1101　金谷子讲伤寒论　高继平口述;徐莉整理　　　　　　　2013 年
　　　中国中医药出版社

1102 《伤寒论》方医案选　高德编　　　　　　　　　　　　　2013 年
　　　中国中医药出版社

1103 伤寒论表解:衷中参西论伤寒　马继松等编　　　　　　　2013 年
　　　人民军医出版社

1104 伤寒论基本技能实训　陈明编　　　　　　　　　　　　2013 年
　　　中国中医药出版社

1105 伤寒论临证发挥　陈代祥编　　　　　　　　　　　　　2013 年
　　　人民卫生出版社

1106 伤寒方历代治案　金明渊纂;金立伦等整理　　　　　　　2013 年
　　　上海科学技术文献出版社

1107 《伤寒论》精粹赏析　邱明义编　　　　　　　　　　　　2013 年
　　　湖北科学技术出版社

1108 长沙方歌括白话解　聂惠民等编　　　　　　　　　　　2013 年
　　　人民卫生出版社

1109 聂氏伤寒学经方验案便读　聂惠民编　　　　　　　　　2013 年
　　　学苑出版社

1110 伤寒论使用手册　王辉武编　　　　　　　　　　　　　2013 年
　　　中国中医药出版社

1111 伤寒论三家注　王玉兴主编;成无已,柯韵伯,尤在泾注　　2013 年
　　　中国中医药出版社

1112 《伤寒论》基本原理　王宏凯编　　　　　　　　　　　　2013 年
　　　中国中医药出版社

1113 秘本伤寒第一书　〔清〕沈月光,〔清〕龚藩臣传;〔清〕车质中,　2013 年
　　　〔清〕胡骏宁补辑;杨鹏举等校注
　　　学苑出版社

1114 伤寒论六经辨证与方证新探　经方辨治皮肤病心法　　　2013 年
　　　欧阳卫权编
　　　中国中医药出版社

1115 增订伤寒秘要便读　〔清〕欣用五撰;伍悦校订　　　　　2013 年
　　　学苑出版社

1116 伤寒附翼　〔清〕柯琴著;李顺保等校注　　　　　　　　2013 年
　　　学苑出版社

1117 伤寒论讲义学习指导与习题集　李赛美等编　　　　　　2013 年
　　　人民卫生出版社

1151 **注解伤寒论白话解**　〔金〕成无己原著;鲍艳举等编　　　2014 年
人民军医出版社

1152 **伤寒明理论伤寒明理药方论白话解**　〔金〕成无己原著;　　2014 年
鲍艳举等编
人民军医出版社

1153 **活到天年养生智慧:一本书读懂《伤寒论》**　张林等编　　2014 年
吉林科学技术出版社

1154 **张喜奎伤寒临证九论**　张喜奎编　　　2014 年
中国中医药出版社

1155 **孙曼之伤寒论讲稿**　孙曼之编　　　2014 年
中国中医药出版社

1156 **中医四大名著·伤寒论**　周重建等编　　　2014 年
科学技术文献出版社

（李顺保）

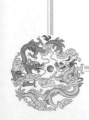

二、《伤寒论金匮要略》合编类著作存世书目

01 **论寒论金匮要略** 〔汉〕张机(仲景)撰   219 年
    中国中医研究院图书馆藏抄本

02 **仲景全书** 〔汉〕张机(仲景)原撰；〔明〕赵开美编   1599 年
    （1）**伤寒论** 十卷 〔汉〕张机述
    （2）**注解伤寒论** 十卷 〔金〕成无己注
    （3）**伤寒类证** 三卷 〔金〕宋云公撰
    （4）**金匮要略方论** 三卷 〔汉〕张机述
    ① 1599 年海虞赵开美校刊本
    ② 明文升阁校刻本
    ③ 清光绪刻本
    ④ 铅印本
    ⑤ 1982 年台湾集文书局铅印本

03 **仲景全书** 〔汉〕张机(仲景)等撰；编著佚名   1610 年
    （1）**注解伤寒论** 十卷 〔金〕成无己注
    （2）**伤寒明理论** 四卷 〔金〕成无己撰
    （3）**金匮要略** 三卷 〔汉〕张机撰
    （4）**增注类证活人书二十二卷** 〔宋〕朱肱撰
    明步月楼刻本

04 **张仲景医学全书** 二十卷
    （1）**集注伤寒论** 十卷 〔明〕赵开美集注
    （2）**金匮要略方论** 三卷 〔汉〕张机撰
    （3）**伤寒类证** 三卷 〔金〕宋云公撰
    （4）**伤寒明理论** 三卷 〔金〕成无己撰
    （5）**运气掌诀录** 一卷 〔清〕曹东斋撰
    ① 1894 年成都邓氏崇文斋日本摹明刻本
    ② 1916 年千顷堂书石印本
    ③ 1929 年上海受古书店、中一书局石印本

05 **伤寒本义金匮要方论本义合刻** 〔清〕魏荔彤(念庭)注   1724 年
    1924 年兼济堂刻本

二、《伤寒论金匮要略》合编类著作存世书目

06 **伤寒正医录**　十卷　〔清〕邵成平(庸济)编　　　　　　　1744 年
　　① 1744 年三当轩刻本
　　② 2012 年中医古籍出版社李德杏校注本

07 **伤寒杂病论**　十六卷　〔清〕曹家珍编　　　　　　　　　　1795 年
　　1932 年据清乾隆稿本影印

08 **伤寒论大方图解(附金匮要略大方图解)**　〔清〕何贵孚编　　1833 年
　　1833 年刻本

09 **伤寒杂病论**　十六卷　〔清〕胡嗣超编　　　　　　　　　　1847 年
　　1847 年海隐书屋刻本

10 **张仲景伤寒金匮方**　佚名　　　　　　　　　　　　　　　　1850 年
　　中国中医科学院图书馆藏清抄本

11 **要略厘辞**　〔清〕于云巢撰　　　　　　　　　　　　　　　1858 年
　　① 1858 年坊刻本
　　② 中国中医科学院及上海中医药大学图书馆藏清刻本

12 **医学真传**　〔清〕宫藻(建章)编　　　　　　　　　　　　　1866 年
　　中国中医科学院图书馆藏 1866 年稿本

13 **伤寒杂病论合编**　〔清〕汪宗沂(仲尹)撰　　　　　　　　　1869 年
　　1869 年刻本

14 **经方歌括**　〔清〕黄钰(室臣)撰　　　　　　　　　　　　　1871 年
　　① 1893 年芸经堂刻本
　　② 见《伤寒辨证集解》等四种

15 **金匮平脉辨脉汇编**　〔清〕王介庵编　　　　　　　　　　　1884 年
　　清抄本藏中国中医科学院图书馆

16 **伤寒杂病论金匮指归**　十卷　〔清〕戈颂平(直哉)撰　　　　1885 年
　　见《戈氏医学丛书》

17 **订正仲景伤寒论释义(订正医圣全集、保寿经名医必读)**　　1888 年
　　〔清〕李缵文注
　　① 1888 年苏州李氏自刻本
　　② 1909 上海文瑞楼石印本

18 **伤寒类方金匮方歌纂**　〔清〕耿刘彬(焦录)编　　　　　　　1896 年
　　① 中国中医科学院图书馆藏 1896 年抄本
　　② 1981 年中医古籍出版社影印本,更名为《张仲景方易记便学
　　　册)》

19 **张仲景伤寒杂病之方解** 十五卷 〔清〕田伯良

20 **汉张仲景伤寒杂病(白文)** 〔清〕田伯良 1900 年
　　见《中华古圣医经大全》

21 **伤寒杂病论方法** 〔清〕包桃初 1902 年
　　见《无安集活法医书》

22 **伤寒论浅注金匮要略浅注方论合编** 〔清〕陈念祖(修园)注 1909 年
　　1909 年渭南严氏刻本

23 **仲景条文类录** 佚名 1910 年
　　中国中医科学院图书馆藏 1910 年抄本

24 **伤寒例篇** 佚名 1910 年
　　中国中医科学院图书馆藏抄本

25 **金匮玉函方集解** 佚名 年代不详
　　稿本藏中国中医科学院图书馆

26 **仲景方汇录** 〔汉〕张机撰;〔清〕陆九芝辑 1914 年
　　1981 年据林屋丹房稿本复制

27 **伤寒杂病论正义** 十六卷 〔清〕孙桢 1911 年
　　中华医学会上海分会图书馆藏抄本

28 **伤寒杂病论精义折中** 朱菻(壶山)撰 1922 年
　　1922、1934、1936 年北平国医学院铅印本

29 **伤寒杂病论集注** 十六卷 黄维翰(竹斋)撰 1923 年
　　① 1926、1935、1936 年中和堂黄氏铅印本
　　② 1935 年中央国医馆铅印本
　　③ 1934、1936 年西安克兴印书馆铅印本

30 **杂病论注疏考证** 九卷 程铭谦(谦山)注考 1927 年
　　1927 年江西玉山文星堂石印本

31 **伤寒论金匮要略新注** 王秉钧(和安)撰 1929 年
　　1929 年汉口武汉印书馆铅印本

32 **仲景学说之分析** 叶劲秋撰 1929 年
　　1934、1936 年上海少年医药社铅印本

33 **仲景大全书** 余道善编 1929 年
　　1929 年大理乐真堂刻本

34 **伤寒杂病论方歌括** 余炳昆编 1930 年
　　中国中医科学院图书馆藏抄本

二、《伤寒论金匮要略》合编类著作存世书目

35　**伤寒金匮方证类录**　**三卷**　佚名　　　　　　　　　　　　　1930 年
　　中国中医科学院图书馆藏抄本

36　**曹氏伤寒金匮发微合刊**　曹家达（颖甫）编　　　　　　　　　　1931 年
　　① 1956 年上海千顷堂书局铅印本
　　② 1956—1957 年上海卫生出版社铅印本
　　③ 1959 年上海科技出版社铅印本

37　**古本伤寒杂病论**　**十六卷**　原题〔汉〕张机（仲景）撰；刘瑞融校　1932 年
　　① 1932 年长沙石印本
　　② 1934 年涪陵刘氏雨春楼石印本
　　③ 1936 年上海大成书局铅印本
　　④ 1938 年常德国医公会铅印本
　　⑤ 1939 年张钫刻本南阳医圣祠藏板
　　⑥ 民国成都日新印刷工业社铅印本
　　⑦ 民国贵阳文通书局铅印本
　　⑧ 千顷堂书局铅印本

38　**伤寒杂病论**　**十六卷**　黄维翰（竹斋）校订　　　　　　　　1932 年
　　① 1932 年石印本
　　② 1939 年张钫刻木
　　③ 1960 年修定本

39　**伤寒杂病论读本**　**三卷**　孙鼎宜编　　　　　　　　　　　　1932 年
　　① 1932、1936 年中华书局铅印孙氏医学丛书本
　　② 见《孙氏医学丛书》

40　**伤寒杂病论章句**　**十六卷**　孙鼎宜注　　　　　　　　　　　1932 年
　　见《孙氏医学丛书》

41　**伤寒杂病精义折衷**　朱壶山撰　　　　　　　　　　　　　　　1934 年
　　1934 年华北国医学院铅印本

42　**伤寒论金匮要略集注折衷**　胡毓秀撰　　　　　　　　　　　　1934 年
　　① 1937 年豫南信阳义兴福印书馆铅印本
　　② 1937 年上海中医科学书局铅印本

43　**伤寒杂病论义疏**　刘世祯述义；刘瑞融疏释　　　　　　　　　1934 年
　　1934 年长少商务印书馆本

44　**伤寒杂病论读本**　黄维翰（竹斋）校订　　　　　　　　　　　1935 年
　　① 1936 年上海医界春秋社铅印黄氏医学丛书本
　　② 1936 年中国医药书局铅印本

45 **伤寒杂病论读本**　章炳麟（太炎）撰　　　　　　　1936 年
　　1936 年铅印本

46 **张长沙原文读本（长沙方歌括）**　南宗景（振镛）校　1936 年
　　1936 年苏州南氏医药事务所铅印本

47 **伤寒杂病论**　蔡陆仙等编　　　　　　　　　　　　1936 年
　　① 1941 年上海中华书局铅印中国医药汇海本
　　② 见《中国医药汇海》

48 **仲景学说讲义三种**　周介人编　　　　　　　　　　1936 年
　　1936 年北京华北国医学院铅印本

49 **伤寒金匮折衷**　三卷　杨叔澄编　　　　　　　　　1937 年
　　1937 年华北国医学院铅印本

50 **伤寒金匮补遗合编**　原题惠和祖撰　　　　　　　　1939 年
　　① 1939 年铅印本
　　② 1941 年铅印本

51 **杂病论通注**　九卷　朱茀（壶山）撰　　　　　　　1942 年
　　1942 年北京壶山医庐铅印本

52 **伤寒金匮条释**　二十二卷　李彦师编著　　　　　　1942 年
　　1957 年人民卫生出版社铅印本

53 **伤寒金匮评注**　四卷　张公让（其升）撰　　　　　1946 年
　　1946 年著者铅印本

54 **伤寒金匮方易解**　二卷　何舒（笛心）编　　　　　1947 年
　　见《寿康之路》

55 **伊尹汤液经**　六卷　原题〔商〕伊尹撰；〔汉〕张机（仲景）广论；　1948 年
　　杨师伊（尹绍）考次；刘复（民叔）补修
　　1948 年一钱阁曾福臻铅印本

56 **伤寒杂病论会通**　十六卷　黄维翰（竹斋）编　　　1948 年
　　① 1949 年著者石印本
　　② 1979 年陕西中医药研究院铅印本

57 **伤寒论杂症篇摘要**　佚名　　　　　　　　　　　　1949 年
　　上海中医学院图书馆藏本

58 **伤寒论方歌诀金匮方歌诀**　佚名　　　　　　　　　1949 年
　　中国中医科学院图书馆藏抄本

59 **伤寒金匮浅释**　欧阳锜编　　　　　　　　　　　　1957 年
　　上海人民卫生出版社

二、《伤寒论金匮要略》合编类著作存世书目

60 伤寒论金匮要略合编新释　十二卷　黄维翰编　　　　　　1959 年

61 伤寒杂病论类编　八卷　　　　　　　　　　　　　　　　1959 年

62 伤寒杂病经方类编　　　　　　　　　　　　　　　　　　1959 年

63 伤寒杂病类证录　三卷　　　　　　　　　　　　　　　　1959 年

64 伤寒论合金匮要略方证类编　　　　　　　　　　　　　　1959 年
　　以上见《黄竹斋先生医稿二十九种》

65 伤寒金匮测验精华　吴塥村编著　　　　　　　　　　　　1980 年
　　台湾光田出版社铅印本

66 张仲景方易记便学册　唐嘉彦辑　　　　　　　　　　　　1981 年
　　中医古籍出版社

67 经方应用　王琦等编著　　　　　　　　　　　　　　　　1981 年
　　宁夏人民出版社

68 最新内科学测验精要——伤寒论金匮要略　国兴编委会　　1983 年
　　台湾国兴出版社铅印

69 经方临证集要　张有俊编著　　　　　　　　　　　　　　1983 年
　　河北人民出版社

70 伤寒论金匮要略精解　杨维杰编著　　　　　　　　　　　1984 年
　　台湾乐群山版事业有限公司铅印

71 张仲景药法研究　王占玺主编　　　　　　　　　　　　　1984 年
　　科技文献出版社

72 金鉴内科学伤寒论金匮要略　李永田编　　　　　　　　　1985 年
　　台湾国兴出版社

73 杂病原旨　欧阳锜编　　　　　　　　　　　　　　　　　1987 年
　　人民卫生出版社

74 长沙方歌括　俞慎初等编写　　　　　　　　　　　　　　1988 年
　　福建科技出版社

75 仲景方在急难重病中的运用　上海市中医文献馆编　　　　1989 年
　　上海中医学院出版社

76 仲景内科学　张谷才编著　　　　　　　　　　　　　　　1990 年
　　上海中医学院出版社

77 经方用药研究　王永庆等著　　　　　　　　　　　　　　1991 年
　　黑龙江科技出版社

78 经方中药研究集成　林乾良等编著　　　　　　　　　　　1992 年
　　中医古籍出版社

（朱　燕）

三、《伤寒论》类著作存目

001 **辨伤寒一卷** （南齐）徐文伯
　　隋书经籍志引七录

002 **伤寒身验方一卷** （东晋）王珉（季琰）
　　隋书经籍志引七录

003 **伤寒总要二卷** 佚名
　　隋书经籍志引七录

004 **正理伤寒论** 〔唐〕王冰素问次注
　　成无己注解伤寒论引

005 **伤寒论** 〔唐〕张果（通元）
　　崇文总目

006 **伤寒方论** 〔唐〕李涉（清溪子）
　　宋史艺文志

007 **巢氏伤寒论一卷** 〔唐〕巢元方
　　通志艺文略

008 **伤寒治法撮要** 〔宋〕李柽（与几）
　　医经正本书

009 **伤寒手鉴 二卷** 〔宋〕田谊卿
　　崇文总目

010 **伤寒证辨集 一卷** 佚名
　　崇文总目

011 **百中伤寒论 三卷** 〔宋〕陈昌允（一作陈昌胤）
　　崇文总目

012 **钱氏伤寒百问方 一卷** 佚名
　　宋史艺文志

013 **伤寒指南论 一卷** 〔宋〕李大参
　　宋史艺文志

014 **伤寒类要 四卷** 〔宋〕高若讷（保衡、敏之）
　　宋史艺文志

三、《伤寒论》类著作存目

015 **四时伤寒总病论** 六卷 佚名
宋史艺文志

016 **伤寒论脉诀** 〔宋〕杨介(吉老)
宋史艺文志

017 **伤寒要法** 一卷
宋史艺文志

018 **伤寒要法** 佚名
宋史艺文志

019 **伤寒直格** 五卷 〔宋〕刘开(三点、立之、复真)
宋史艺文志

020 **伤寒集验方** 十卷 佚名
通志艺文略

021 **伤寒百问经络图** 一卷 〔宋〕朱肱
通志艺文略

022 **阴毒形证诀** 一卷 〔宋〕宋迪
通志艺文略

023 **伤寒方(历代伤寒书目考称伤寒方口诀)** 〔宋〕孙兆
通志艺文略

024 **伤寒慈济集** 三卷 〔宋〕丁德用
通志艺文略

025 **玉川伤寒论** 一卷 佚名
通志艺文略

026 **伤寒论后集** 六卷 佚名
通志艺文略

027 **证辨伤寒论** 一卷 〔宋〕石昌琏撰
通志艺文略

028 **伤寒论集论方** 十卷
通志艺文略

029 **孙王二公伤寒论方** 二卷佚名
通志艺文略

030 **集伤寒要论方** 一卷 〔宋〕尚官均(彦衡)
通志艺文略

031 **朱氏伤寒论** 一卷 〔宋〕朱旦
通志艺文略

032 **明时政要伤寒论　三卷**　〔宋〕陈昌祚
通志艺文略

033 **郑氏伤寒方　一卷**　佚名
通志艺文略

034 **伤寒类要方　十卷**　佚名
通志艺文略

035 **伤寒式例　一卷**　〔宋〕刘君翰
通志艺文略

036 **曾氏伤寒论　一卷**
通志艺文略

037 **伤寒证治　三卷**　〔宋〕王实(仲弓)

038 **伤寒治要**　〔宋〕王实(仲弓)

039 **局方续添伤寒证治　一卷**　〔宋〕王实(仲弓)

040 **伤寒摘捷　一卷**　佚名
历代伤寒书目考

041 **伤寒论注解　一卷**　〔宋〕刘元宾
历代伤寒书目考

042 **伤寒百问　二卷**　〔宋〕张松著
历代伤寒书目考

043 **伤寒必用　二卷**　〔宋〕刘温舒
历代伤寒书目考

044 **仲景脉法三十六图**　〔宋〕许叔微

045 **图翼伤寒论　二卷**　〔宋〕许叔微

046 **伤寒辨类　五卷**　〔宋〕许叔微
历代伤寒书目考

047 **伤寒语**　佚名
历代伤寒书目考

048 **东垣伤寒正脉　一卷**　〔金〕李杲
历代伤寒书目考

049 **伤寒辨疑　五卷**　佚名
历代伤寒书目考

050 **长沙石函遗书**　佚名
历代伤寒书目考

051 **伤寒辨疑论** 〔宋〕吴敏修
历代伤寒书目考

052 **伤寒证类要略** 二卷 〔宋〕平尧卿

053 **伤寒玉鉴新书** 一卷 〔宋〕平尧卿
直斋书录解题

054 **伤寒泻痢方** 一卷 〔宋〕陈孔硕(肤仲)
直斋书录解题

055 **四时治要** 一卷 〔宋〕屠鹏(时举)
直斋书录解题

056 **伤寒证法** 佚名
遂初堂书目

057 **伤寒遗法** 佚名
遂初堂书目

058 **伤寒论翼** 佚名
遂初堂书目

059 **伤寒类例** 〔宋〕胡勉
南阳活人书张序

060 **别次伤寒** 〔宋〕沈括(存中)
南阳活人书张序

061 **伤寒片玉集** 三卷 〔宋〕卢昶
管见大全良方

062 **拟进活人参同余议** 〔宋〕卢祖常(砥镜老人)
续易简方中卢氏自序

063 **增释南阳活人书** 二十二卷 〔宋〕王作肃
乾隆鄞县志

064 **伤寒指微论(伤寒指迷)** 五卷 〔宋〕钱乙(仲阳)
古今医统大全

065 **伤寒脉诀** 〔宋〕孙兆
医学源流

066 **伤寒类要方** 十卷 〔宋〕许叔微
嘉庆扬州府志

067 **伤寒纂要** 三卷 〔宋〕贾祐
历代名医蒙求

068 **伤寒辨疑** 一卷 〔宋〕何滋
读书敏求记

069 **仲景家藏伤寒奥论** 一篇 〔宋〕何滋
伤寒类证便览

070 **活人书辨** 〔宋〕程迥(可久)
文集偶读漫记

071 **仲景或问** 〔宋〕李浩
国史经籍志

072 **伤寒论** 〔宋〕王炎(晦叔)
乾隆婺源县志

073 **伤寒活人书** 〔宋〕黄执之
乾隆江南通志

074 **伤寒救俗方** 一卷 〔宋〕罗适(正之)
浙江通志

075 **伤寒治法举要** 一卷 〔金〕李杲(明之、东垣)
伤寒辨证广注

076 **伤寒会要** 〔金〕李杲
王好问文集

077 **伤寒纂类** 四卷 〔金〕李庆嗣
四善堂藏书目录

078 **改正活人书** 二卷 〔金〕李庆嗣
补元史艺文志

079 **李庆嗣伤寒论** 三卷 〔金〕李庆嗣
补辽金元艺文志

080 **伤寒摘疑(江琥作伤寒摘疑问目)** 一卷 〔元〕朱震亨(彦修)
达古堂书目

081 **伤寒发挥** 〔元〕朱震亨
浙江通志

082 **伤寒论辨** 〔元〕朱震亨
补元史艺文志

083 **伤寒论钞(伤寒例钞)** 〔元〕滑寿(伯仁)
补元史艺文志

084 **活人节要歌括** 〔元〕王好古(海藏)

085 **仲景详辨** 〔元〕王好古(海藏)

086 **解仲景一集** 〔元〕王好古（海藏）

087 **伤寒辨惑论** 〔元〕王好古（海藏）
　　医学源流

088 **活人释疑** 〔元〕赵嗣真
　　伤寒辨证广注

089 **活人书辨** 〔元〕戴同父（启宗）
　　中国医籍考引吴文定公集

090 **伤寒一览方** 〔元〕吴光霁
　　中国医籍考

091 **伤寒补亡论** 〔元〕徐止善
　　中国医籍考

092 **伤寒大易览** 〔元〕叶如庵
　　中国医籍考引王圻语

093 **伤寒歌括** 〔元〕王翼
　　阳城县志

094 **伤寒直格** 〔元〕郭忠（恕甫）
　　雍正扬州府志

095 **仲景伤寒论治法歌诀** 〔宋〕周鼎（仲恒）
　　民国吉安县志

096 **伤寒集方法** 〔元〕李辰拱（正心）
　　内阁文库书目

097 **伤寒论后集** 佚名
　　历代伤寒书目考

098 **伤寒生意** 四卷 〔元〕熊景先（仲光、景元）
　　补元史艺文志

099 **伤寒明理论删补** 四卷 〔明〕闵芝庆（松筠馆主人）

100 **伤寒阐要篇** 七卷 〔明〕闵芝庆（松筠馆主人）
　　中国医籍考

101 **伤寒释疑** 〔明〕赵慈心
　　中国医籍考

102 **伤寒类例** 〔明〕赵景元
　　中国医籍考

103 **伤寒宗陶全生金镜录** 〔明〕杨恒山
　　中国医籍考

104 **伤寒一掌金**　佚名
中国医籍考

105 **伤寒书**　〔明〕方广（约之）
中国医籍考

106 **伤寒集要**　〔明〕刘会
中国医籍考

107 **伤寒备览**　〔明〕吴中秀（端所）
中国医籍考

108 **伤寒全生集**　四卷　〔明〕朱映璧
中国医捷经书

109 **伤寒捷经书**　〔明〕孙文胤（文允）
中国医籍考

110 **伤寒指掌详解**　〔明〕邢增捷
中国医籍考

111 **治伤寒全书研悦**　一卷　〔明〕李盛春
中国医籍考

112 **伤寒汇言**　〔明〕倪洙龙（冲之）
中国医籍考

113 **伤寒实录**　〔明〕吴有性（又可）
中国医籍考

114 **伤寒类编**　七卷　〔明〕胡朝臣（敬所）
伤寒辨证广注

115 **伤寒论注**　十四卷　〔明〕史暗然（百韬）
伤寒辨证广注

116 **伤寒补遗**　〔明〕王日休
伤寒辨证广注

117 **伤寒指南书**　〔明〕叶允仁
伤寒辨证广注

118 **伤寒纂要**　二卷　〔明〕闵道扬
医藏书目

119 **伤寒解惑**　〔明〕许兆祯（培元）
医藏书目

120 **伤寒观舌心法**　一卷　〔明〕申辰拱（斗垣）
医藏书目

三、《伤寒论》类著作存目

121 **伤寒神镜** 一卷 〔明〕刘全德
　　医藏书目

122 **伤寒论篇** 七卷 〔明〕胡南金
　　医藏书目

123 **伤寒类证辨疑** 一卷 〔明〕吴时宰
　　医藏书目

124 **伤寒心要** 二卷 〔明〕唐钦训（道术）
　　嘉定县志

125 **伤寒明理补论** 四卷 〔明〕巴应奎

126 **阐明伤寒论** 〔明〕巴应奎
　　医藏书目

127 **伤寒通义** 佚名

128 **解伤寒百证辨疑** 一卷 佚名

129 **伤寒论大全** 一卷 佚名

130 **伤寒或问** 一卷 佚名
　　医藏书目

131 **伤寒指要** 二卷 〔明〕翁光春
　　医藏书目

132 **伤寒集验** 佚名
　　医藏书目

133 **厘正伤寒六书** 六卷 〔明〕赵心山
　　医藏书目

134 **伤寒百问** 〔明〕唐椿（尚龄）
　　医藏书目

135 **伤寒石髓** 二卷 〔明〕张兼善
　　历代伤寒书目考

136 **伤寒篇** 〔明〕汪机
　　历代伤寒书目考

137 **伤寒启蒙** 六卷 〔明〕黄升（启东）
　　历代伤寒书目考

138 **伤寒指南** 二卷 〔明〕王乾

139 **伤寒纲目** 〔明〕王乾
　　历代伤寒书目考

140 **伤寒驳参**　〔明〕赵嗣真(嘉谟)
历代伤寒书目考

141 **伤寒直指**　〔明〕马云龙
历代伤寒书目考

142 **伤寒治例**　〔明〕汪益敬
历代伤寒书目考

143 **伤寒诸证辨疑**　〔明〕吴球(茭仙)
历代伤寒书目考

144 **伤寒原理**　〔明〕王仲礼
历代伤寒书目考

145 **刘草窗手足分配四时说**　一卷　〔明〕刘邦永
历代伤寒书目考

146 **补遗伤寒治例**　〔明〕刘纯
历代伤寒书目考

147 **证要伤寒论**　三卷　佚名
历代伤寒书目考

148 **伤寒心法大成**　〔明〕龚太宇
历代伤寒书目考

149 **伤寒纂读**　二卷　〔明〕王宏翰
历代伤寒书目考

150 **增删景岳伤寒**　〔明〕诸朝栋
历代伤寒书目考

151 **景岳伤寒摘要**　二卷　佚名
历代伤寒书目考

152 **内科伤寒秘法**　佚名
历代伤寒书目考

153 **伤寒秘籍方**　四卷　〔明〕钱鸿声
历代伤寒书目考

154 **伤寒秘籍方续集**　四卷　〔明〕钱鸿声
历代伤寒书目考

155 **伤寒选录**　八卷〔明〕汪机(省之)
伤寒广要

156 **伤寒集义**　二册　佚名
文渊阁书目

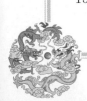

三、《伤寒论》类著作存目

157 **伤寒发明** 十卷 〔明〕张兼善
篆竹堂书目

158 **伤寒类证** 十卷 〔明〕黄仲理
古今医统

159 **长沙论伤寒十释** 〔明〕吕复（元膺）
九灵山房集沧州翁传

160 **伤寒提要** 〔明〕杨珣（恒斋）
国史经籍志

161 **伤寒指掌** 十四卷 〔明〕皇甫中（云洲）
续文献通考

162 **活人心鉴** 〔明〕吴正能（子叙）
中医大辞典

163 **伤寒翼** 〔明〕陈宏宾
中医人物辞典

164 **伤寒集验** 〔明〕陈文治（国章）
中医人物辞典

165 **伤寒杂证** 〔明〕程仑（原仲）
中医人名辞典

166 **伤寒要约** 一卷 〔明〕史宝（国信）

167 **伤寒要格** 〔明〕史宝（国信）
乾隆嘉定县志

168 **伤寒意珠篇** 三卷 〔明〕韩来鹤（藉琬）
吴县志

169 **伤寒类证（伤寒类证书）** 〔明〕赵道震（处仁）
乾隆江南通志

170 **六经证辨** 〔明〕盛寅（启东）
吴江县志

171 **伤寒捷法歌** 〔明〕申相
潞安府志

172 **伤寒指南** 〔明〕万拱
同治监利县志

173 **仲景论** 〔明〕卢复（不远）
康熙浙江通志

三、《伤寒论》类著作存目

174 **伤寒家秘心法(伤寒心法)** 〔明〕姚能
　　天启海盐县图经

175 **伤寒秘用(伤寒秘问)** 〔明〕彭浩(养浩)
　　康熙浙江通志

176 **伤寒书** 〔明〕方炯(用晦)
　　福建通志

177 **伤寒要诀** 〔明〕霍应兆(汉民)
　　武进县志

178 **伤寒考证** 〔明〕潘仲斗
　　歙县志

179 **伤寒补古** 〔明〕罗仲光(觐吾)
　　南充县志

180 **伤寒运气或问　一卷** 〔明〕邹彬(文质)

181 **伤寒权** 〔明〕戴文炳
　　颍州府志

182 **伤寒发明** 〔明〕雷竣
　　重纂福建通志

183 **注陶节庵伤寒六法** 〔明〕刘天和(养和)
　　黄州府志

184 **伤寒摘锦** 〔明〕黄廉(伯清)
　　乾隆黄州府志

185 **伤寒慧解　四卷** 〔明〕尹隆宾
　　同治汉川县志

186 **伤寒秘诀** 〔明〕王崇道(辉宸)
　　同治黄安县志

187 **伤寒心要** 〔明〕李大吕
　　光绪黄冈县志

188 **伤寒金口诀汤头歌句注** 〔明〕毛世鸿
　　同治芷江县志

189 **六经治要** 〔明〕赵琢

190 **伤寒法略** 〔明〕赵琢
　　万历合州志

191 **伤寒脉赋** 〔明〕刘寅
　　民国龙陵县志

192 **伤寒纂要** 〔明〕李鸿
宣统信文志稿

193 **伤寒辨疑** 〔明〕钮道三（尺能）
民国震泽县志

194 **伤寒** 〔明〕沈自明
民国震泽县志续

195 **伤寒六书** 〔明〕王轩（临卿）
光绪清苑县志

196 **伤寒捷径** 〔明〕张可爱
嘉靖长垣县志

197 **伤寒传经论** 〔明〕刘贲卿（以成）
道光鄢陵县志

198 **伤寒方注方药** 〔明〕郑二阳
民国鄢陵县志

199 **钤法书 二卷** 〔明〕高昶
光绪益都县志

200 **陶节庵伤寒六书归一愚见三同** 〔明〕郭宗皋
民国福山县志

201 **伤寒** 〔明〕杨惟正
光绪益都县图志

202 **伤寒辑要 一卷** 〔明〕姚廷皋
民国潍县志稿

203 **伤寒纂例 一卷** 〔明〕徐彪（文蔚）
康熙松江府志

204 **伤寒论** 〔明〕谢金
顺治六合县志

205 **伤寒探微** 〔明〕刘道深（公原）
乾隆上海县志

206 **伤寒统会** 〔明〕冯鸾（子雍）
康熙通州志

207 **伤寒金镜** 〔明〕汤哲（浚中）
光绪嘉定县志

208 **伤寒全集** 〔明〕陈汪
嘉庆太仓县志

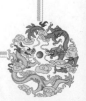

209 **伤寒辨论** 〔明〕晋骥（子良）
康熙苏州府志

210 **注解伤寒论 四卷** 〔明〕方喆（复斋）
民国新登县志

211 **读仲景书题语 一卷** 〔明〕石震
道光武进阳湖县志

212 **伤寒一览** 〔明〕马兆圣
民国常昭合志

213 **伤寒钤领 一卷** 〔明〕陈定（以静）
光绪青田县志

214 **伤寒会通** 〔明〕沈贞（士怡）
万历昆山县志

215 **伤寒论略** 〔明〕陆鲤（时化）
嘉庆同里志

216 **伤寒要诀歌括** 〔明〕张世贤（天成）
光绪鄞县志

217 **医圣阶梯** 〔明〕周济（用仁）
光绪归安县志

218 **伤寒论** 〔明〕诸余龄（原静）
民国杭州府志

219 **伤寒烛途** 〔明〕秦东旸
光绪慈溪县志

220 **伤寒摘要** 〔明〕袁璜
光绪台州府志

221 **治伤寒书** 〔明〕孟凤来（瑞林）
民国绍兴县志资料

222 **伤寒捷书** 〔明〕陆圻（丽京）
康熙仁和县志

223 **张长沙伤寒论注** 〔明〕王宣（化卿）
同治金溪县志

224 **善读伤寒论** 〔明〕傅白岑
光绪抚州府志

225 **伤寒运气全书 十卷** 〔明〕熊宗立
明史艺文志

三、《伤寒论》类著作存目

243 **伤寒摘要**　佚名
　　　历代伤寒书目考

244 **伤寒拟论**　二卷　〔清〕王殿表（佩坤）
　　　历代伤寒书目考

245 **伤寒证治明条**　六卷　〔清〕吴澄（师朗）
　　　历代伤寒书目考

246 **伤寒条辨**　六卷　〔清〕董西园（魏如）
　　　历代伤寒书目考

247 **伤寒篇**　一卷　〔清〕董西园（魏如）
　　　历代伤寒书目考

248 **伤寒类方**　四卷　〔清〕董西园（魏如）
　　　历代伤寒书目考

249 **伤寒活心法**　五卷　〔清〕王文选
　　　历代伤寒书目考

250 **伤寒论注**　四卷　〔清〕朱咏清撰
　　　历代伤寒书目考

251 **伤寒辨证抉微**　〔清〕郑伯埙
　　　历代伤寒书目考

252 **伤寒医鉴**　二卷　佚名
　　　历代伤寒书目考

253 **伤寒辨色观验**　二卷　佚名
　　　历代伤寒书目考

254 **伤寒辑要**　一卷　佚名
　　　历代伤寒书目考

255 **伤寒证治明辨**　佚名
　　　历代伤寒书目考

256 **伤寒捷径**　佚名
　　　历代伤寒书目考

257 **伤寒全书**　佚名
　　　历代伤寒书目考

258 **伤寒浅说**　一卷　佚名
　　　历代伤寒书目考

259 **伤寒纲要**　二卷　佚名
　　　历代伤寒书目考

260 **伤寒秘诀** 二卷 佚名
历代伤寒书目考

261 **伤寒要略** 二卷 佚名
历代伤寒书目考

262 **伤寒百证歌** 二卷 佚名
历代伤寒书目考

263 **伤寒要论** 一卷 佚名
历代伤寒书目考

264 **伤寒提要** 一卷 佚名
历代伤寒书目考

265 **感证入门** 一卷 佚名
历代伤寒书目考

266 **伤寒证治集要** 佚名
历代伤寒书目考

267 **伤寒类方** 二卷 〔清〕董恕云
历代伤寒书目考

268 **伤寒辨证** 一卷 〔清〕董恕云
历代伤寒书目考

269 **时病慈航集** 四卷 〔清〕王于圣
历代伤寒书目考

270 **伤寒杂病论正义** 十八卷 〔清〕孙桢(松涛)
历代伤寒书目考

271 **伤寒宗印** 六卷 〔清〕严岳莲
历代伤寒书目考

272 **伤寒集注** 九卷 〔清〕马良伯(冠群)
历代伤寒书目考

273 **伤寒类编** 八卷 〔清〕马良伯(冠群)
历代伤寒书目考

274 **伤寒辨证直解** 八卷 〔清〕张兼善
历代伤寒书目考

275 **伤寒讲义(浙江中医专门学校本)六册** 〔清〕王仲香
历代伤寒书目考

276 **伤寒法眼** 二卷 〔清〕飞驼山人
历代伤寒书目考

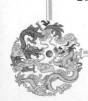

三、《伤寒论》类著作存目

294 **伤寒辨略**　〔清〕邵三山
中国医籍考引艮斋稿

295 **注许氏伤寒百证歌**　〔清〕徐彬（忠可）
中国医籍考

296 **伤寒论赘余**　一卷　〔清〕程应旄（郊倩）
中国医籍考

297 **伤寒答问**　〔清〕程云鹏
中国医籍考

298 **伤寒论注**　〔清〕戴震（在原、情修）
中国医籍考

299 **长沙原本伤寒论注疏**　〔清〕唐千顷（方淮、桐园）
中国医籍考

300 **伤寒论类疏**　〔清〕张孝培（宽公）
伤寒论辨证广注

301 **增补成氏明理论**　〔清〕汪琥（苓友）
伤寒论辨证广注

302 **伤寒论注**　〔清〕陈亮斯
伤寒论辨证广注

303 **伤寒或问**　〔清〕何镇（培元）
中医人物辞典

304 **伤寒理解**　十二卷　〔清〕吴槐授（子拔）
中医人物辞典

305 **南阳药证汇解**　六卷　〔清〕吴槐授（子拔）
中医人物辞典

306 **伤寒节旨**　〔清〕胡醴铭
中医人物辞典

307 **经方触类**　〔清〕胡醴铭
中医人物辞典

308 **伤寒五法**　〔清〕石楷
康熙嘉兴府志

309 **伤寒正宗**　〔清〕吴嗣昌（懋先）
康熙仁和县志

310 **伤寒全略解**　〔清〕潘毓俊（力田）
雍正猗氏县志

311 **伤寒心印** 一卷 〔清〕顾行(敏三)
乾隆杭州府志

312 **伤寒本义** 〔清〕何炫(令韶)
乾隆奉贤县志

313 **伤寒类书** 〔清〕唐玉书
乾隆上海县志

314 **伤寒会集** 四卷 〔清〕唐藻(瑞亭)
乾隆上海县志

315 **伤寒准绳辑要** 〔清〕黄德嘉(瑞丰)
乾隆阳湖县志

316 **发明伤寒论** 二十卷 〔清〕程瑷
乾隆直隶通州志

317 **伤寒汇解** （清( )蒋钟尹(愚溪)
乾隆直隶通州志

318 **伤寒辨论** 〔清〕吴天挺
乾隆盱眙县志

319 **千秋铎** 一卷 〔清〕方起英
乾隆历城县志

320 **伤寒准绳** 〔清〕杨仙枝
乾隆咸阳县志

321 **伤寒集注** 二十卷 〔清〕曹士兰
乾隆衡州府志

322 **伤寒论纂** 〔清〕史洞
乾隆偃师县志

323 **伤寒** 〔清〕李鼎玉(水樵)
乾隆陈州府志

324 **伤寒经条** 〔清〕汤日休
乾隆衡州府志

325 **伤寒辨似** 〔清〕易经(乾长)
乾隆郧县志

326 **伤寒寸金** 〔清〕曹若楫(济臣)
乾隆绩溪县志

327 **伤寒尊是** 〔清〕石中玉(米袖)
乾隆高平县志

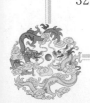

三、《伤寒论》类著作存目

328 **伤寒论翼** 〔清〕郑重光（在莘）
嘉庆嘉善县志

329 **伤寒论注释** 〔清〕韩煐，韩镒
嘉庆嘉善县志

330 **伤寒分汇** 〔清〕徐养士（圩士谔）
嘉庆嘉善县志

331 **伤寒脉诀** 〔清〕卜祖学
嘉庆嘉善县志

332 **伤寒析疑** 〔清〕丁元启（令舆）
嘉庆重修嘉善县志

333 **伤寒四条辨** 〔清〕陈士铎（敬之）
嘉庆山阴县志

334 **伤寒数编辑注** 〔清〕叶葩（正叔）
嘉庆山阴县志

335 **评定陶节庵全生集** 〔清〕叶桂（天士）
吴门补乘

336 **伤寒论正宗** 〔清〕陆敬铭（师尚）
嘉庆上海县志

337 **伤寒合璧** 〔清〕钱士清（耕山）
嘉庆嘉兴县志

338 **伤寒补注** 一卷 〔清〕姜森玉（浮尹）
嘉庆吴门补乘

339 **伤寒注** 〔清〕陆德阳（广明）
嘉庆扬州府志

340 **伤寒论集注** 十卷 〔清〕葛天民
嘉庆扬州府志

341 **伤寒摘要** 六卷 〔清〕谢鹏（在云）
嘉庆松江府志

342 **伤寒论辨证详说** 〔清〕周同文（衡章）
嘉庆密县志

343 **伤寒论读法** 〔清〕王廷侯（锡斋）
嘉庆鲁山县志

344 **伤寒六书节要** 〔清〕孙之基
嘉庆安亭志

345 **伤寒扩论　四卷**　〔清〕罗健亨
　　嘉庆湘潭县志

346 **伤寒秘要**　〔清〕黄载鼎（镇久）
　　嘉庆宁乡县志

347 **伤寒辨论**　〔清〕胡履吉（坦旋）
　　嘉庆绩溪县志

348 **伤寒指南**　〔清〕周瑶
　　嘉庆备修天长县志稿

349 **伤寒心源**　〔清〕董九成（凤仪）
　　嘉庆续修曲沃县志

350 **伤寒余义**　〔清〕赖一帖
　　道光象山县志

351 **张仲景医学**　〔清〕万迁兰（芝堂）
　　道光南昌县志

352 **伤寒余论**　〔清〕朱棨（魏成）
　　道光海昌县志

353 **伤寒集注**　〔清〕朱雍模（皋亭）
　　道光海昌县志

354 **伤寒晰义**　〔清〕朱洵（山音）
　　道光海昌县志

355 **伤寒经证附余　一卷**　〔清〕薛承基（公望）
　　道光苏州府志

356 **伤寒辨证　二卷**　〔清〕法征麟（仁源）
　　道光武进阳湖县志

357 **伤寒汇参**　〔清〕刘敝（芳州）
　　道光仪征县志

358 **伤寒论注**　〔清〕金溥（韩城）
　　道光武进阳湖县志

359 **伤寒汇通　四十卷**　〔清〕吕宗达
　　道光武进阳湖县志

360 **伤寒尚论商榷篇　十二卷**　〔清〕蒋蘅
　　道光武进阳湖县志

361 **伤寒变通论**　〔清〕金彭（又箧）
　　道光仪征县志

362 **伤寒析义　十四卷**　〔清〕吴廷桂（东山）
道光无锡金匮续志

363 **伤寒心法**　〔清〕戚缵（圣俞）
道光江阴县志

364 **伤寒论注解**　〔清〕窦光彝
道光绪城县续志

365 **伤寒摘要**　〔清〕高如岜（峻甫）
道光章邱县志

366 **伤寒易简录　一卷**　〔清〕康士珩（楚白）
道光章邱县志

367 **伤寒捷要**　〔清〕谭震东
道光泌阳县志

368 **伤寒备考**　〔清〕潘肇封撰
道光吴江县志续

369 **伤寒经注**　〔清〕汪志毅
道光重辑张堰志

370 **伤寒提要**　〔清〕韦建章撰
道光东阳县志

371 **伤寒说约**　〔清〕庄之义（路公）
道光震泽镇志

372 **脉如伤寒论　一卷**　〔清〕郭治（元峰）
道光南海县志

373 **订正金匮玉函经全书集注　二十卷**　〔清〕黄子健（江皋）
道光南海县志

374 **修辑伤寒六书**　〔清〕孙承恩（芷邻）
道光直隶澧州志

375 **伤寒简易**　〔清〕周传复
道光天门县志

376 **伤寒论注**　〔清〕五廷相（赞震）
道光休宁县志

377 **纂要伤寒金镜录**　〔清〕李从泰
道光新修曲沃县志

378 **伤寒论近言**　〔清〕何梦瑶（报之）
道光广东通志

379 **伤寒心得** 〔清〕邵浚（昼人）
咸丰南浔县志

380 **伤寒律要** 四卷 〔清〕汪廷（立人）
咸丰九年南浔县志

381 **伤寒门问答神行集** 〔清〕郑楫（济川）
咸丰靖江县志稿

382 **伤寒纪效书** 〔清〕刘士财（挺生）
同治九江府志

383 **伤寒辑要** 〔清〕曾秉豫（悦生）
同治南丰县志

384 **伤寒汇集** 一卷 〔清〕邹大麟（玉书）
同治宜黄县志

385 **伤寒论** 〔清〕章穆（深远）
同治鄱阳县志

386 **伤寒括注** 〔清〕艾芬
同治武宁县志

387 **伤寒论注** 十一卷 〔清〕刘宏璧
同治南昌县志

388 **仲景伤寒论** 〔清〕肖德
同治庐陵县志

389 **论翼丹髓** 八卷 〔清〕戴元枚（定楷）
同治湖州府志

390 **伤寒续方遥问** 一卷 〔清〕徐行（周道）
同治湖州府志

391 **伤寒明理论赘语** 〔清〕陈辂（朴生）
同治扬州府志

392 **伤寒论注** 〔清〕陈有统
同治长乐县志

393 **伤寒论注钞撮** 〔清〕陈锦鸾（灵羽）
同治宿迁县志

394 **伤寒论辨** 〔清〕陈凤佐
同治如皋县续志

395 **伤寒直指** 〔清〕强行健（顺之）
同治上海县志

396 **伤寒集解** 〔清〕张瑶
同治叶县志

397 **张仲景伤寒正解** 〔清〕吴景玉(子珍)
同治义县志

398 **伤寒详注** 〔清〕陈心泰
同治万县志

399 **伤寒论翼评语** 一卷 〔清〕章汝鼎(玉田)

400 **伤寒论附翼评语** 一卷 〔清〕章汝鼎(玉田)
同治合川县志

401 **伤寒辨证录** 四卷 〔清〕王鼎
光绪同州府续志

402 **长沙发挥** 二卷 〔清〕费密(此度)
同治新繁县志

403 **伤寒来苏辨论** 〔清〕杨士杰(留人)
同治新化县志

404 **伤寒杂证歌赋** 一卷 〔清〕汤明峻
同治衡阳县志

405 **伤寒辨疑** 〔清〕夏逢谕
同治益阳县志

406 **伤寒禹鼎** 〔清〕李应五(鉴堂)
同治汉川县志

407 **伤寒类编** 〔清〕张培(天眷)
同治枝江县志

408 **伤寒论注** 〔清〕葛廷玉(荫谷)
同治涡阳县志

409 **伤寒歌诀** 〔清〕黄廷杰
同治祁门县志

410 **尚论篇注** 〔清〕江龙锡(策旗)
光绪常昭合志稿

411 **伤寒证** 〔清〕潘文元(华也)
光绪婺源县志

412 **伤寒翼** 〔清〕余述祖(余承)
光绪婺源县志

413 **伤寒辨证** 〔清〕李承超（逊卿）
　　光绪婺源县志

414 **仲景伤寒补遗** 〔清〕方圣德（国望）
　　光绪太平续志

415 **伤寒合璧** 二卷 〔清〕姚鉴（镜候）

416 **伤寒集方** 一卷 〔清〕姚鉴（镜候）
　　光绪嘉兴府志

417 **伤寒辨误** 〔清〕徐大振（金声）
　　光绪兰溪县志

418 **伤寒论全书本义** 十三卷 〔清〕许宋珏（式如）
　　光绪鄞县志

419 **伤寒易知** 〔清〕祝诒燕（翼如）
　　光绪海盐县志

420 **伤寒论质疑** 〔清〕张锡（百朋）
　　光绪嘉兴县志

421 **伤寒明理论** 〔清〕闵光瑜（蕴儒）
　　光绪乌程县志

422 **伤寒辨论** 〔清〕陈于公
　　光绪处州府志

423 **伤寒论注** 〔清〕沈明宗（目南）
　　光绪嘉兴府志

424 **伤寒六经论** 二卷 〔清〕岳昌源（鲁山）
　　光绪归安县志

425 **读来苏集伤寒论注笔记** 二卷 〔清〕王凤藻（梧巢）
　　光绪江宁府志

426 **伤寒条辨** 〔清〕任侃（光鱼）
　　光绪宜荆续志

427 **伤寒论辨** 〔清〕田杜（树芳）
　　光绪六合县志

428 **伤寒析义** 四十卷 〔清〕方奇（问之）
　　光绪甘泉县志

429 **读伤寒论** 二卷 〔清〕潘道根（确潜）
　　光绪昆新两县续修合志

430 **伤寒表　一卷**　〔清〕蒋宝素（问斋）
　　光绪丹徒县志

431 **伤寒一得篇　十篇**　〔清〕丁琮
　　光绪武进阳湖县志

432 **伤寒论增注**　〔清〕张宝仁（健元）
　　光绪娄县续志

433 **伤寒杂病说**　〔清〕陈荣（近光）
　　光绪江宁府志

434 **伤寒析义　四卷**　〔清〕施镐
　　光绪崇明县志

435 **伤寒示掌**　〔清〕卫显明（谔臣）
　　光绪崇明县志

436 **伤寒论注**　〔清〕管士芳
　　光绪松江府志

437 **伤寒通解　四卷**　〔清〕邹澍（润安）
　　光绪武进阳湖县志

438 **考订柯琴伤寒论注**　〔清〕马中骅（骧北）

439 **考订柯琴伤寒翼注**　〔清〕马中骅（骧北）
　　光绪苏州府志

440 **伤寒字字金言　四卷**　〔清〕赵苍舒
　　光绪苏州府志

441 **伤寒心法绪论**　〔清〕徐养恬（淡成）
　　光绪苏州府志

442 **伤寒论衬**　〔清〕屠锦
　　光绪青浦县志

443 **伤寒一得**　〔清〕朱士铨
　　光绪嘉定县志

444 **伤寒经论**　〔清〕方文伟（燮宇）
　　光绪嘉定县志

445 **伤寒一百一十三方精义**　〔清〕缪缤（尔均）
　　光绪丹徒县志

446 **伤寒第一书**　〔清〕徐昌
　　光绪昆新两县续修合志

447 **伤寒温病异同辨** 〔清〕程兆和(凤喈)
光绪武阳县志

448 **伤寒要义** 〔清〕黄惠畴(揆伯)
光绪宝山县志

449 **伤寒摘要** 〔清〕贺宽(瞻度)
光绪丹阳县志

450 **伤寒正当** 〔清〕郝慎衡
光绪续增乾隆栖霞县志

451 **伤寒贯解** 〔清〕王瑞辰(星五)
光绪寿张县志

452 **伤寒论选注** 〔清〕臧应詹

453 **伤寒妇幼三科** 〔清〕臧应詹
光绪诸城县续志

454 **批伤寒论** 〔清〕耿纯正(辉山)
光绪昌邑县志

455 **伤寒暗室明灯论** 〔清〕陈简(以能)
光绪保定府志

456 **伤寒集要** 〔清〕朱峨(奉璋)
光绪正定县志

457 **伤寒论** 〔清〕冀栋(任中)
光绪广平府志

458 **伤寒论 二卷** 〔清〕吴瑞(玉书)
光绪续修永北直隶厅志

459 **六经便读** 〔清〕陈道人(正东)
光绪湄潭县志

460 **尚论新编** 〔清〕秦克勋(相台)
光绪毕节县

461 **溯源论 一卷** 〔清〕张懋昌
光绪崇庆县志

462 **仲景伤寒论浅说 四卷** 〔清〕祝开新
光绪增刻同治荣昌县志

463 **伤寒庸解 二十四卷** 〔清〕周迁燮

464 **伤寒解意 四卷** 〔清〕周迁燮
光绪井研县志

465 **伤寒医悟** 四卷 〔清〕王璲（元佩）
光绪江宁府志

466 **伤寒检验提要** 三卷 〔清〕吴汝兰（韵轩）
光绪恭城县志

467 **伤寒纂要** 二卷 〔清〕区翰府
光绪五年广州府志

468 **伤寒要论** 一卷 〔清〕袁永纶
光绪五年广州府志

469 **伤寒论归真** 七卷 〔清〕陈焕堂
光绪广州府志

470 **伤寒论笺** 十卷 〔清〕陈贤书
光绪湖南通志

471 **伤寒辨证** 二卷 〔清〕陈思堂（孔坚）
光绪兴国州志补编

472 **伤寒述要** 一卷 〔清〕彭文楷（端轩）
光绪麻城县志

473 **伤寒集锦** 〔清〕陶宏炳（星浦）
光绪黄冈县志

474 **伤寒萃锦** 〔清〕鲍芹堂（香岩）
光绪麻城县志

475 **伤寒论翼** 〔清〕郭唐臣（戴尧）
光绪潜江县志

476 **伤寒辨微论** 〔清〕魏晋锡（晋贤）
光绪丹阳县志

477 **仲景伤寒集注** 〔清〕曹家珍（钧植）
光绪壬癸志编

478 **六经定法** 〔清〕武景节
光绪沔阳州志

479 **伤寒纲领** 〔清〕萧凤翥
光绪黄冈县志

480 **校正伤寒全生集** 四卷 〔清〕沈忠谨
光绪十年松江府志

481 **伤寒摘要** 〔清〕杨体泗
光绪沔阳州志

482 伤寒对　一卷　〔清〕刘兴湄（秋浦）
　　光绪沔阳州志

483 寒热条辨合纂　八卷　〔清〕熊煜奎（去臣）
　　江绪武昌县志

484 伤寒诸证书　〔清〕曾蔡局
　　光绪重修荆州志

485 伤寒正宗　四卷　〔清〕徐行榘（季方）
　　光绪蕲水县志

486 伤寒纂要　〔清〕陈文斌（武烈）
　　光绪黄梅县志

487 伤寒辨论　二十卷　〔清〕邱翔（翼臣）
　　光绪黄州府志

488 伤寒还真　〔清〕黄绍先
　　光绪增修光泽县志

489 伤寒百问增注　〔清〕金玉音
　　光绪续修庐州府志

490 伤寒注疏　〔清〕章元弼（鼎臣）
　　光绪贵池县志

491 伤寒知要　〔清〕翟万麒
　　光绪续修庐州府志

492 伤寒百问　〔清〕金本田
　　光绪续修庐州府志

493 伤寒摘要　〔清〕方熔
　　光绪重修安徽通志

494 伤寒辨徵　〔清〕胡润川
　　光绪重修安徽通志

495 伤寒集成　〔清〕田廷玉
　　光绪重修安徽通志

496 伤寒辑要　〔清〕胡应亨
　　光绪宿州志

497 伤寒录　〔清〕查宗枢
　　光绪续修庐州府志

498 删定伤寒论　〔清〕郭明威（南宫）
　　光绪沁州复续志

499 **伤寒旁训** 〔清〕詹之志（润初）
　　光绪婺源县志

500 **伤寒辨似　四卷** 〔清〕孙士荣
　　宣统泰州志

501 **箬园医说　四卷（上两卷论"长沙伤寒新编新测"）** 〔清〕成瓖（隶中）
　　宣统山东通志

502 **伤寒论** 〔清〕陈东飞
　　宣统山东通志

503 **伤寒论直解　八卷** 〔清〕马桐芳（子琴）
　　宣统山东通志

504 **伤寒辨证歌** 〔清〕宋言杨
　　宣统山东通志

505 **伤寒论辨脉诗** 〔清〕李会霖
　　宣统濮州志

506 **伤寒杂气辨证　二卷** 〔清〕关文炳
　　宣统南海县志

507 **劝读张仲景书十则** 〔清〕吴光慧
　　民国合州县志

508 **伤寒三字诀** 〔清〕谢养源（静安）
　　民国丰城县志

509 **伤寒发微** 〔清〕邬有坦
　　民国盐乘艺文志

510 **伤寒论辨** 〔清〕彭子惠（学祖）
　　民国潍县志稿

511 **伤寒易知录** 〔清〕俞士熙（静斋）
　　民国宣平县志

512 **医论正解　六十卷（内有论伤寒六气）** 〔清〕洪瞻陛（子升）
　　民国临海县志

513 **仲景伤寒论疏　四卷** 〔清〕韩鹏（凤楼）
　　民国萧山县志稿

514 **仲景伤寒论** 〔清〕蒋念恃（竹卿）
　　民国海宁州志稿

515 **伤寒集成** 〔清〕劳梦鲤（肯之）
　　民国余姚云仓县志

516 **伤寒辨证** 四卷 〔清〕金起诏（公选）
民国台州府志

517 **伤寒辨证抉微** 四卷 〔清〕郑家学（伯埙）
民国杭州府志

518 **伤寒集成** 〔清〕褚樟轩（清云）
民国余姚县志

519 **伤寒歌诀** 〔清〕张明（士才、杏村）
民国常昭合志

520 **伤寒歌诀** 〔清〕余祚宸
民国丹徒县志摭余

521 **伤寒说约歌** 一卷 〔清〕包与堂
民国吴县志

522 **伤寒卑迩集** 〔清〕袁谦（豫来）
民国宝山县续志

523 **伤寒易晓** 八卷 〔清〕陆光裕（吟玉）
民国青浦县续志

524 **伤寒论辨证** 四卷 〔清〕徐梿（墨君）
民国上海县续志

525 **伤寒述义** 四卷 〔清〕朱承鼎（理卿）
民国上海县志

526 **伤寒荟英** 〔清〕颜宝（善夫）
民国瓜州续志

527 **重编伤寒论** 六卷 〔清〕张肇瑞
民国常昭合志

528 **伤寒衣钵** 一卷 〔清〕顾愈
民国常昭会志

529 **伤寒详解** 〔清〕法文淦（功甫）
民国宜荆续志

530 **伤寒论汇解** 〔清〕钱荣国（缙甫）
民国江阴县志

531 **伤寒心印** 〔清〕顾敏三
民国杭州府志

532 **伤寒汇篇** 〔清〕陶锡恩（汉云）
民国铜山县志

533 **伤寒慎思录** 〔清〕朱星(意耘)

534 **伤寒明辨** 〔清〕朱星(意耘)
民国甘泉县续志

535 **伤寒辨** 〔清〕宋孔传(斐成)
民国崇明县志

536 **伤寒论稿** 〔清〕居骏
民国常昭合志

537 **伤寒论浅说** **二卷** 〔清〕庞树敏
民国临圻县志

538 **伤寒论辨** **四卷** 〔清〕杨延庆
民国高密县志

539 **伤寒宝镜集** 〔清〕赵丹魁(星五)
民国利津县志

540 **伤寒要旨** 〔清〕赵丹成(镇湘)
民国利津县志

541 **伤寒针灸** 〔清〕赵文栋(干亭)
民国博兴县志

542 **伤寒合解** 〔清〕王瑛琳(聘卿)
民国夏津县志续编

543 **伤寒易解** **四卷** 〔清〕尹方远(乐朋)
民国邹县志稿

544 **伤寒秘要** **一卷** 〔清〕陈长卿(超元)
民国潍县志稿

545 **伤寒温习录** 〔清〕潘遵鼎
民国济宁直隶州志

546 **伤寒歌诀** 〔清〕谭昺煦
民国潍县志稿

547 **伤寒论补注** 〔清〕王立楹(临轩)
民国长清县志

548 **伤寒指南** 〔清〕于溥泽(皆林)
民国平度县志

549 **伤寒指南** **一卷** 〔清〕李溶(千古)
民国河南通志

550 **伤寒论** 〔清〕王云锦(柳溪)
民国河南通志

551 **伤寒论注** 〔清〕王鸿印
民国续武涉县志

552 **伤寒摘要** 八卷 〔清〕杨永锡
民国密县志

553 **伤寒论注** 〔清〕高建章
民国河南通志

554 **伤寒抉微** 〔清〕韩溥
民国长垣县志

555 **伤寒阐微** 〔清〕李再田
民国重修信阳县志

556 **张仲景伤寒论评注解** 〔清〕王广运
民国河南通志

557 **伤寒夺命** 〔清〕杨居午
民国禹县志

558 **伤寒三疫论** 〔清〕李学正
民国正阳县志

559 **伤寒穷源** 一卷 〔清〕陈其昌(兆隆)
民国获嘉县志

560 **伤寒论** 〔清〕何金熔(剑光)
民国汝南县志

561 **伤寒辨证** 〔清〕张应鳌(晓策)
民国阌乡县志

562 **伤寒抉微** 〔清〕武兆麟(善甫)
民国密云县志

563 **伤寒歌** 〔清〕蒋浚源(哲亭)
民国遵化县志

564 **伤寒论** 〔清〕萧健图(铁崖)
民国交河县志

565 **伤寒医牖** 〔清〕袁荫元(心梅)
民国沧县志

566 **伤寒易解** 二卷 〔清〕荣玉璞(琢之)
民国霸县新志

567 **伤寒补注** 〔清〕魏汝霖(载泽)
民国柏乡县志

568 **伤寒心汇** 〔清〕吴嗣昌(懋先)
民国续纂浙江通志

569 **伤寒舌鉴** 〔清〕任潮
民国浙江通志稿

570 **伤寒尚论评注** 〔清〕陈锡朋(勉亭)

571 **伤寒贯珠评注** 〔清〕陈锡朋(勉亭)
民国绍兴县志采房稿

572 **伤寒典要** 二十四卷 〔清〕徐国麟(遂生)
民国浙江通志稿

573 **伤寒类辨** 〔清〕陈埙
民国衢县志

574 **六经传说** 〔清〕曹国楠
民国泰兴县志稿

575 **伤寒正义** 二十卷 〔清〕叶霖
民国江都县续志

576 **发明伤寒论** 四卷 〔清〕赵春霖
民国如皋县志稿

577 **伤寒管见** 〔清〕高云章(锦)
民国江都县续志

578 **伤寒论** 〔清〕徐子石
民国南汇县志

579 **伤寒汇要** 〔清〕鲍以熊
民国南汇县志

580 **伤寒疾补** 一卷 〔清〕张泰类
民国江苏通志稿

581 **伤寒试验经** 〔清〕王思恭(畏之)
民国锦西县志

582 **伤寒体注** 十卷 〔清〕杨维仁(伯廉)
民国重修皋兰县志

583 **伤寒论笺注** 〔清〕王九思(睿生)
民国府谷县志

584 **伤寒论** 〔清〕白珩
民国咸宁长安两县志

585 **伤寒逆证赋** 〔清〕奚毓嵩
民国鹤庆县志

586 **伤寒论略** 〔清〕赵同文（书棣）
民国盐丰县志

587 **六经辨证** 〔清〕张维一（汝菊）
民国余庆县志

588 **伤寒论浅注** 〔清〕宦应清
民国贵州通志

589 **伤寒论类证录 四卷** 〔清〕曾芳桐
民国遂宁县志

590 **伤寒论翼 一卷** 〔清〕宋怀璟
民国乐山县志

591 **伤寒论注 六卷** 〔清〕吴锡玲

592 **伤寒辨证 十卷** 〔清〕吴锡玲
民国西昌县志

593 **长沙串注方歌 二卷**
民国合川县志

594 **伤寒炳麟** 〔清〕杨正（致君）

595 **伤寒读本 七卷** 〔清〕杨正（致君）
民国郫县志

596 **伤寒六经定法** 〔清〕周智端（子方）
民国蓬溪县志

597 **医学探骊 二卷（上卷辑伤寒大旨、六经证治）** 〔清〕杨进蕃（笠台）
民国合川县志

598 **伤寒瘟疫辨似论 一卷** 〔清〕何炳椿（茂堂）
民国合江县志

599 **伤寒浅注歌括** 〔清〕林毓璠（兰阶）
民国大竹县志

600 **批伤寒论** 〔清〕庞鹏展
民国武宣县志

601 **伤寒科学识** 〔清〕石德培
民国藤县志稿

602 **伤寒备要** 二卷 〔清〕李晃宇
民国东莞县志

603 **伤寒论解真** 九卷 〔清〕罗佐廷

604 **伤寒分证** 三卷 〔清〕罗佐廷
民国顺德县志

605 **伤寒撷要表** 〔清〕涂廷献（省斋）
民国大浦县志

606 **伤寒述** 二卷 〔清〕陈琮（玉山）
民国始兴县志

607 **伤寒辨证** 四卷 〔清〕郑华国
民国香山志续编

608 **伤寒论讲义** 六卷 〔清〕崔荫炎
民国宁乡县志

609 **伤寒补注** 〔清〕张官曙
民国增补乾隆永顺县志

610 **伤寒论歌诀** 〔清〕罗味经（思陶）
民国宁乡县志

611 **伤寒发明** 六卷 〔清〕周世教
民国宁乡县志

612 **伤寒夹注** 〔清〕王三锡
民国湖北通志

613 **伤寒问答** 〔清〕何增荣（景五）
民国钟祥县志

614 **伤寒心编** 〔清〕邓锦
民国湖北通志

615 **伤寒集证汇方** 四卷 〔清〕郑葆仁
民国长乐县志

616 **经方新歌一百十三首** 〔清〕吴其安（少袁）
民国崇安县志

617 **伤寒论撮要** 二册 〔清〕萧廷扬（俊杰）
民国周墩区志

618 **十二经方议秘要** 〔清〕陶思渠
民国霞浦县志

619 **伤寒玉钥**　十卷　〔清〕黄润光

620 **伤寒要诀**　一卷　〔清〕黄润光

621 **经方要诀**　一卷　〔清〕黄润光
　　民国永定县志

622 **伤寒汇证**　〔清〕许燮（阳吉）
　　民国闽清县志

623 **伤寒论注**　〔清〕彭光奎
　　民国崇安县志

624 **伤寒论集解**　〔清〕汪广庵
　　民国歙县志

625 **伤寒变论**　〔清〕饶堭（福堂）

626 **伤寒诀**　〔清〕饶堭（福堂）
　　民国歙县志

627 **伤寒舌鉴**　一卷　〔清〕郑�
　　民国乡宁县志

628 **伤寒定规**　〔清〕阎南图
　　民国榆次县志

629 **伤寒小解**　〔清〕宁述俞
　　民国榆次县志

630 **伤寒病症笺释**　〔清〕文锦华（朴楼）
　　民国昭萍志略

631 **伤寒论集解**　〔清〕汪广庵
　　民国歙县志

632 **六经伤寒辨证补方**　〔清〕蔡茗庄
　　民国福建通志

633 **伤寒论集说便读**　六卷　〔清〕陈定涛（环海）
　　民国闽侯县志

634 **伤寒论读**　〔清〕应诗洽（在阳）
　　1951年鄞县通志

635 **伤寒汲古一得**　〔清〕周利川
　　1951年鄞县通志

636 **增订条注伤寒法**　周绍勋（云门）　　　　　　　　　　　民国
　　中医人物辞典

637 **长沙秘法** 谭志光(容园)　　　　　　　　　　民国
　　中医人物辞典

638 **寒温辨疑** 谭志光(容园)　　　　　　　　　　民国
　　中医人物辞典

639 **长沙类症约旨** 廖鼎(幼民)　　　　　　　　民国
　　中医人物辞典

640 **伤寒十八方** 胡宝书(自安、玉涵)　　　　　民国
　　中医人物辞典

641 **伤寒论方歌** 梁湘岩(慕周)　　　　　　　　民国
　　中医人物辞典

642 **伤寒六经释义** 王邈达(若国)　　　　　　　民国
　　中医人物辞典

643 **伤寒论讲义** 王邈达(若国)　　　　　　　　民国
　　中医人物辞典

644 **伤寒论读法　一卷**　　　　　　　　　　　　民国
　　历代伤寒书目考

645 **伤寒论微言　一卷**　　　　　　　　　　　　民国
　　历代伤寒书目考

646 **伤寒详解　四卷** 邹趾痕撰　　　　　　　　民国
　　历代伤寒书目考

647 **伤寒自疗法** 萧屏萍编　　　　　　　　　　民国
　　历代伤寒书目考

648 **伤寒心解** 周隐歧撰　　　　　　　　　　　民国
　　历代伤寒书目考

649 **伤寒图表** 周隐歧撰　　　　　　　　　　　民国
　　历代伤寒书目考

650 **伤寒方歌** 吴炳耀　　　　　　　　　　　年代不详

651 **六经证治歌诀** 曹荫南　　　　　　　　　年代不详

652 **伤寒脉证宜忌歌** 佚名　　　　　　　　　年代不详

653 **伤寒入门** 佚名　　　　　　　　　　　　年代不详

654 **伤寒心法** 佚名　　　　　　　　　　　　年代不详

655 **伤寒真诠方** 佚名　　　　　　　　　　　年代不详

656 **伤寒论集方补注** 佚名　　　　　　　　　年代不详

　　　　　　　　　　　　　　　　　　　　　(樊小青)

三、《伤寒论》类著作存目

四、《伤寒论金匮要略》合编类著作存目

01 **伤寒金匮方解** 六卷 〔清〕邹澍
光绪武进阳湖县志

02 **伤寒杂病论** 十二卷 〔清〕霍又坚
光绪广州府志

03 **伤寒金匮合编歌注** 八卷 〔清〕张国治(子喻)
光绪枫泾小志

04 **伤寒杂病论** 〔清〕张畹庵
历代伤寒书目考

05 **伤寒杂病论正义** 十八卷 〔清〕孙桢
历代伤寒书目考

06 **伤寒杂病论读** 四卷 〔清〕沈又彭(尧封)钞注
历代伤寒书目考

07 **伤寒金匮经方简易歌括** 郑永湘(雪渔)
民国歙县志

08 **伤寒杂病论四传** 包育华
民国上杭县志

09 **伤寒杂病论校注** 二十六卷 莫文泉
民国浙江通志稿

10 **伤寒金匮指归补解** 曹丹楠
民国泰兴县志

11 **伤寒金匮歌诀** 一卷 何炳椿
民国合江县志

12 **伤寒金匮附翼韵编** 陈启予
民国合川县志

13 **伤寒金匮恒解** 金纯煦
民国蓬溪县志

14 **伤寒金匮辨正** 陈金声(子和)
民国泰县志稿

15 **伤寒卒病论考　八卷　陈颖**
　　民国曲阜县志

（姚柳伊）

五、日本《伤寒论》类著作存世书目

001 **康平本伤寒论** 丹波雅忠　　　　　　　　　　　　　　　1063 年

002 **康治本伤寒论** 沙门了纯　　　　　　　　　　　　　　　1143 年

003 **经方权量略说** 喜多村直宽　　　　　　　　　　　　　　1630 年

004 **小刻伤寒论(成本)** 香川修庵校订　　　　　　　　　　　1715 年

005 **医经解惑论** 三卷　内藤希哲撰　　　　　　　　　　　　1731 年
　　　1804 年日本崇古堂刻本

006 **伤寒论便蒙编** 幡养元　　　　　　　　　　　　　　　　1732 年

007 **伤寒备急门** 渡边玄良　　　　　　　　　　　　　　　　1734 年

008 **伤寒论神解** 有马元函　　　　　　　　　　　　　　　　1750 年

009 **伤寒论后条辨抄译** 甲驾通元　　　　　　　　　　　　　1750 年

010 **类聚方** 吉益东洞　　　　　　　　　　　　　　　　　　1751 年

011 **方极删定** 村井椿寿　　　　　　　　　　　　　　　　　1755 年

012 **医断** 鹤元逸　　　　　　　　　　　　　　　　　　　　1759 年

013 **伤寒论集诂** 一濑穆　　　　　　　　　　　　　　　　　1760 年

014 **伤寒通玄类证** 加藤谦斋　　　　　　　　　　　　　　　1761 年

015 **读类聚方** 平井村　　　　　　　　　　　　　　　　　　1762 年

016 **伤寒论自序广义** 横地玄常　　　　　　　　　　　　　　1764 年

017 **方极** 吉益东洞　　　　　　　　　　　　　　　　　　　1764 年

018 **伤寒杂病论类编** 十三卷　内藤希哲著;小岛瑞续编　　　1765 年
　　　日本文政二年(1819)省庵刻本

019 **伤寒杂病论类编附言** 内藤希哲著;小岛瑞纂注　　　　　1765 年
　　　1819 年日本省庵刻本

020 **古文节义** 内岛保定　　　　　　　　　　　　　　　　　1771 年

021 **药性辨** 学之泰人　　　　　　　　　　　　　　　　　　1767 年

022 **伤寒论解丛** 平信敏　　　　　　　　　　　　　　　　　1771 年

023 **东洞先师方极删定考证** 邺井杶撰　　　　　　　　　　　1772 年
　　　1772 年平安书肆林权兵卫刻本

024 **伤寒论刘氏传** 四卷　〔日〕刘栋(田良)撰　　　　　　　1772 年
　　　1772 年日本一方堂刻本

025 **作剂鉴　二卷**　刘栋(田良)撰　　　　　　　　　　　　　1773 年
　　1774 年日本皇都书肆山本长兵卫、林权兵卫、林宗兵卫合刻本

026 **伤寒名数解　五卷**　中西惟忠撰　　　　　　　　　　　　1774 年
　　① 1774 年日本登霞园刻本
　　② 见《和汉医籍学》

027 **方筌**　深河蟠龙　　　　　　　　　　　　　　　　　　　1775 年

028 **续药征**　村井琴山　　　　　　　　　　　　　　　　　　1778 年

029 **伤寒论国字解**　云林院了作撰　　　　　　　　　　　　　1778 年
　　1891 年日本桧皮屋善七刻本

030 **伤寒考**　山田正珍撰　　　　　　　　　　　　　　　　　1779 年
　　① 1779 年日本刻本
　　② 1826 年青藜阁刻本

031 **伤寒论笺注**　山边笃雅　　　　　　　　　　　　　　　　1779 年

032 **删正伤寒论**　满生成章　　　　　　　　　　　　　　　　1779 年

033 **翼注伤寒论**　宫义方　　　　　　　　　　　　　　　　　1779 年

034 **复古伤寒论证　七卷**　天泰岳撰　　　　　　　　　　　　1780 年
　　1780 年日本刻本

035 **伤寒金匮称量考分量筹考合刻**　浅野先醒,正本先醒合撰　1781 年
　　① 1781 年日本刻本
　　② 1791 年日本文章堂刻本

036 **古文便览**　六角重任　　　　　　　　　　　　　　　　　1782 年

037 **张仲景用药分量考**　平井贞赖　　　　　　　　　　　　　1784 年

038 **药征**　吉益东洞　　　　　　　　　　　　　　　　　　　1785 年

039 **金匮玉函伤寒论定本　七卷**　高谷德彰编　　　　　　　　1785 年
　　1785 年日本刻本

040 **伤寒便览**　河府正安　　　　　　　　　　　　　　　　　1787 年

041 **伤寒论各证方决**　嵩山道人　　　　　　　　　　　　　　1787 年

042 **伤寒论选注　二卷**　津田世芸编　　　　　　　　　　　　1787 年
　　1787 年日本逢原居刻本

043 **伤寒论集成　十卷**　山田正珍撰　　　　　　　　　　　　1789 年
　　① 1789 年刻本
　　② 1832 年补刻本
　　③ 见《皇汉医学丛书》

044 **伤寒论特解** 十卷 斋必简撰 　　　　　　　　　　　1789 年
　　① 1789 年日本皇都书林风月庄龙卫门刻本
　　② 1789 年日本尾阳东壁堂刻本

045 **伤寒摭粹** 清水相斋 　　　　　　　　　　　　　　1781～1788 年

046 **伤寒论辨正** 中西惟忠 　　　　　　　　　　　　　　1790 年

047 **伤寒论辨证** 中西深斋 　　　　　　　　　　　　　　1790 年

048 **伤寒论特解** 斋静斋 　　　　　　　　　　　　　　　1790 年

049 **伤寒津氏微** 二卷 津田尝撰 　　　　　　　　　　　1790 年
　　1892 年日本刻本

050 **伤寒论纲要** 一卷 橘南溪撰 　　　　　　　　　　　1790 年
　　见《皇汉医学丛书》

051 **丛桂偶记** 原南阳 　　　　　　　　　　　　　　　　1790 年

052 **长沙正经证汇** 田中荣信撰 　　　　　　　　　　　　1791 年
　　① 1791 年日本温故堂抚松亭刻本
　　② 见《皇汉医学丛书》
　　③ 见《三三医书》

053 **伤寒启微** 三卷 片仓元周撰 　　　　　　　　　　　1792 年
　　① 1792 年日本东都书林玉岩堂刻本
　　② 1793 年日本静俭堂刻本

054 **鉴定伤寒论** 山本主善 　　　　　　　　　　　　　　1792 年

055 **古方分量考** 平井 　　　　　　　　　　　　　　　　1793 年

056 **古文伤寒论** 桃井安贞 　　　　　　　　　　　　　　1793 年

057 **伤寒论精义** 五卷 原元麟撰 　　　　　　　　　　　1793 年
　　① 1804 年日本昭昭坊刻本
　　② 1793 年抄本

058 **伤寒证治约言** 后藤省 　　　　　　　　　　　　　　1795 年

059 **伤寒外传** 三卷 橘南溪撰 　　　　　　　　　　　　1796 年
　　1796 年日本黄华堂刻本

060 **伤寒用药研究** 二卷 川越天淑撰 　　　　　　　　　1797 年
　　① 1797 年刻本
　　② 见《皇汉医学丛书》

061 **校正宋板伤寒论** 浅野元甫 　　　　　　　　　　　　1797 年

062 **伤寒论药品体用** 川越衡山 　　　　　　　　　　　　1797 年

063 **伤寒六经志** 加藤犹龙 　　　　　　　　　　　　　　1798 年

五、日本《伤寒论》类著作存世书目

086 **鉴定伤寒论** 获生徂徕 1811 年

087 **伤寒论古义** 大久保常安 1812 年

088 **伤寒论辨正凡例** 中西惟忠撰 1912 年

089 **古法枢要** 关属领南 1812 年

090 **治方佩诀** 能条保庵 1813 年

091 **伤寒论精义** 六卷 吉益猷撰 1813 年
　　① 1813 年日本抄本
　　② 1885 年日本御园生文四部抄本

092 **辑光伤寒论** 吉益南涯撰 1813 年
　　1822 年日本辨庆桥刻本

093 **药方分量考闻书** 冈田静安 1814 年

094 **伤寒论私考** 平野君明 1815 年

095 **上世方证鉴** 铃木一贯撰 1816 年
　　1821 年日本三岛馆刻本

096 **伤寒举踌** 四卷 无量居士编 1817 年
　　1817 年日本如如庵刻本

097 **伤寒四象类方** 二卷 由良切撰 1817 年
　　1832 年日本清白堂刻本

098 **药性讨源** 曾槃 1817 年

099 **伤寒论张义定本** 伊藤大助 1818 年

100 **伤寒杂病论类编** 内藤希哲 1819 年

101 **鉴定伤寒论** 山本主善 1820 年

102 **补正辑光伤寒论** 鹤田真撰 1821 年
　　① 1821 年日本终古堂刻本
　　② 1838 年日本东都青藜阁刻本

103 **伤寒论度量衡考** 黑田玄鹤 1821 年

104 **伤寒论考** 乾乾堂主人撰 1821 年
　　1821 年日本谷其章抄本

105 **伤寒论辑义** 七卷 丹波元简编 1822 年
　　① 1822 年日本聿修堂刻本
　　② 见《聿修堂医学丛书》
　　③ 见《皇汉医学丛书》

106 **私定伤寒论** 营原景知 1822 年

129 **金匮玉函要略类方**　山田业广　　　　　　　　　　　1834 年

130 **伤寒论正文解**　八卷　和田璞口授，加门笃校订　　　1837 年
　　　1837 年日本加门笃刻本

131 **伤寒辨述**　浅田惟常撰　　　　　　　　　　　　　　1838 年
　　　① 1838 年日本刻本
　　　② 1847 年日本刻本

132 **方极一味解**　佚名　　　　　　　　　　　　　　　　1842 年

133 **新校伤寒论**　稻叶元熙　　　　　　　　　　　　　　1844 年

134 **伤寒说新注**　贺来佐之　　　　　　　　　　　　　　1844 年

135 **证法格**　三卷　中茎廉撰　　　　　　　　　　　　　1842 年
　　　1842 年日本睍斋刻本

136 **伤寒论私撰**　二卷　佐井闻庵撰　　　　　　　　　　1842 年
　　　1842 年日本古我堂刻

137 **伤寒论述义**　五卷　丹波元坚撰　　　　　　　　　　1843 年
　　　① 1843 年日本青云堂刻本
　　　② 1931 年上海六也堂书药局铅印本
　　　③ 见《聿敬堂医学丛书》
　　　④ 见《皇汉医学丛书》
　　　⑤ 见《何氏医学丛书》

138 **伤寒论夜话**　五卷　原克昌撰　　　　　　　　　　　1846 年
　　　1846 年日本丛桂亭刻本

139 **伤寒论序文注解**　加藤良白　　　　　　　　　　　　1846 年

140 **病根精义辨**　金古景山　　　　　　　　　　　　　　1846 年

141 **正文伤寒论复圣辩**　古矢知白　　　　　　　　　　　1846 年

142 **伤寒论圆机**　冈昌平 39　　　　　　　　　　　　　　1847 年

143 **删定伤寒论撷余外篇**　井敏卿　　　　　　　　　　　1847 年

144 **松庵先生伤寒论撷余外篇**　一卷　井敏卿撰，信焕宗俊注　1847 年
　　　1847 年日本刻本

145 **伤寒论圆机**　四卷　冈鲁昌平注　　　　　　　　　　1847 年
　　　1847 年日本混成堂刻本

146 **伤寒水火交易国字辨**　五卷　金古景山撰　　　　　　1847 年
　　　1847 年日本刻本

147 **伤寒论类辨**　三卷　古田原撰　　　　　　　　　　　1847 年
　　　1847 年日本千钟房刻本

五、日本《伤寒论》类著作存世书目

五、日本《伤寒论》类著作存世书目

175 **伤寒论扎记** 喜多村直宽撰　　　　　　　　　　　　1858 年
　　1858 年日本学训堂活字本

176 **伤寒论正文复圣解** 四卷 古失知白撰　　　　　　　1863 年
　　1863 年日本织田信贞、山田春隆同刻本

177 **伤寒论大意** 二卷 泽田曲肱撰　　　　　　　　　　1867 年
　　① 1867 年日本刻本
　　② 见《医学便览》

178 **伤寒论通释** 石原吾道　　　　　　　　　　　　　　1877 年

179 **伤寒论示旧** 喜多见重远　　　　　　　　　1868～1911 年

180 **经方辨** 山田业广撰　　　　　　　　　　　　　　　1879 年
　　1879 年日本济众病院铅印本

181 **伤寒杂病全论解** 德内常矩　　　　　　　　　　　　1880 年

182 **伤寒辨要** 浅田惟常撰　　　　　　　　　　　　　　1881 年
　　1881 年日本好生医院铅印本

183 **伤寒翼方** 浅田惟常撰　　　　　　　　　　　　　　1881 年
　　1881 年日本乾诚轩铅印本

184 **伤寒论撮解** 一卷 河野道定口授,河野通德笔记　　1883 年
　　1912 年日文抄本

185 **医学警悟** 宇津木昆台　　　　　　　　　　　　　　1883 年

186 **伤寒论解故** 铃木素行　　　　　　　　　　　　　　1893 年

187 **伤寒论识** 六卷 浅田惟常撰　　　　　　　　　　　1894 年
　　① 1931 年、1936 年、1940 年上海六也堂医药局铅印本
　　② 见《何氏医学丛书》

188 **伤寒论笺注** 三卷 山边笃雅编　　　　　　　　　　1911 年
　　1911 年日本浣花堂刻本

189 **伤寒论私考** 平野和雨撰　　　　　　　　　　　　　1911 年
　　1911 年日本浸月楼刻本

190 **伤寒古本考** 内藤希振撰;廖平补注　　　　　　　　1913 年
　　① 1917 年成都存古书局刻本
　　② 见《六译馆医学丛书》

191 **伤寒论正义** 吉益南涯　　　　　　　　　　　　　　1913 年

192 **生生堂伤寒约言** 中神琴溪撰　　　　　　　　　　　1925 年

193 **生生堂伤寒论** 一卷 中神孚撰　　　　　　　　　　1925 年
　　1925 年日本抄本

194 **皇汉医学　三卷**　汤本求真撰　　　　　　　　　　1927 年
　① 1927 年日本刻本
　② 1929 年、1930 年、1931 年、1934 年、1935 年、1939 年、1952 年
　　中华书局铅印本
　③ 1956 年人民卫生出版社铅印本

195 **新增伤寒论广要　十二卷**　丹波元坚撰,何炳元增订　1928 年
　① 1928 年、1931 年、1939 年上海六也堂书药局铅印本
　② 见《何氏医学丛书》

196 **(校正宋版)伤寒论正解**　浅田贺寿卫校　　　　　　1929 年
　见《和汉医籍学》

197 **伤寒论分类疑解**　中西惟忠　　　　　　　　　　　1929 年

198 **伤寒论(讲义)**　木村博昭述,木村长久录　　　　　1933 年
　1933 年日本春阳堂铅印本

199 **伤寒论考注**　木村博昭　　　　　　　　　　　　　1933 年

200 **伤寒论脉证式校补　八卷**　川越正淑著,张骥校补　1937 年
　1937 年成都义生堂刻本

201 **张仲景伤寒论自序集解**　伊藤子德　　　　　　　　1945 年

202 **伤寒论阶梯**　实田谦藏　　　　　　　　　　　　　1954 年

203 **伤寒论梗概**　奥田谦藏撰　　　　　　　　　　　　1954 年
　1954 年东京汉方医学会

204 **伤寒论新解**　杉原德行　　　　　　　　　　　　　1950 年

205 **伤寒论新解**　杉原德行著,白羊译　　　　　　　　1958 年
　1958 年人民卫生出版社

206 **伤寒论讲义**　奥田谦藏撰　　　　　　　　　　　　1965 年
　1965 年日本医道日本社

207 **伤寒论解说**　大塚敬节撰　　　　　　　　　　　　1969 年
　1969 年创元社

208 **汉方治疗**　荒木正胤撰　　　　　　　　　　　　　1975 年
　1975 年日本岩崎书店

209 **伤寒论自序讲录**　村井琴山　　　　　　　　　　　1977 年

210 **伤寒杂病类方**　喜多村直宽　　　　　　　　　　　1978 年

211 **康治本伤寒论的研究**　长泽元夫著　　　　　　　　1982 年
　1982 年日本健友馆

212 **日本医家伤寒论注解辑要** 郭秀梅、冈田研吉编 　　　　　1996 年
　　　人民卫生出版社

213 **伤寒论的医学和药物药** 大川清、大川和子合著 　　　　　2003 年
　　　2003 年日本明文书房

214 **伤寒论的基础与研究** 大川清著 　　　　　　　　　　　　　2006 年
　　　2006 年日本丹精社

215 **经方医学** 江部洋一郎,横田静夫著;徐文波译 　　　　　　2010 年
　　　学苑出版社

216 **经方药论** 江部洋一郎,和泉正一郎,内田隆一著;徐文波译 　2010 年

217 **伤寒论解故** 铃木良知著,郭秀梅等校 　　　　　　　　　　2010 年
　　　学苑出版社

218 **伤寒论辨脉法平脉法讲** 大塚敬节著;王宁元译 　　　　　　2011 年
　　　华夏出版社

219 **伤寒论辑义** 丹波元简著,林军点校 　　　　　　　　　　　2011 年
　　　学苑出版社

220 **定本伤寒论** 吉益靖 　　　　　　　　　　　　　　　　　年代不详

221 **原文伤寒论** 纪南风 　　　　　　　　　　　　　　　　　年代不详

222 **伤寒论札记** 山田业广 　　　　　　　　　　　　　　　　年代不详

223 **伤寒论考注** 森立子 　　　　　　　　　　　　　　　　　年代不详

224 **伤寒论作者考** 中村元恒 　　　　　　　　　　　　　　　年代不详

225 **伤寒论序文讲义** 上泷先生 　　　　　　　　　　　　　　年代不详

226 **伤寒论自序考** 权藤吉人 　　　　　　　　　　　　　　　年代不详

227 **医方分量考** 吉益东洞 　　　　　　　　　　　　　　　　年代不详

228 **药量考** 村井琴山 　　　　　　　　　　　　　　　　　　年代不详

229 **伤寒论辨害** 八卷 万年栎山撰 　　　　　　　　　　　　年代不详
　　　抄本藏北京大学图书馆

230 **伤寒之研究** 五卷 中西惟忠撰 　　　　　　　　　　　　年代不详
　　　见《皇汉医学丛书》

231 **方极直解** 武藤吉得 　　　　　　　　　　　　　　　　　年代不详

232 **方极积硅录** 吉益政虎 　　　　　　　　　　　　　　　　年代不详

233 **方极国字解** 文山人 　　　　　　　　　　　　　　　　　年代不详

234 **方极附言** 岩渊任令 　　　　　　　　　　　　　　　　　年代不详

235 **吉益先生方极口诀** 玄东山人 　　　　　　　　　　　　　年代不详

236 **方极疑问** 赤松彦 　　　　　　　　　　　　　　　　　　年代不详

五、日本《伤寒论》类著作存世书目

五、日本《伤寒论》类著作存世书目

（柳　直）

五、日本《伤寒论》类著作存世书目

书目检索

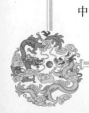

五　画

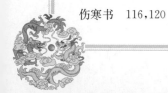

书目检索

十一画

十二画

十三画

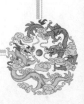

后　记

　　该《伤寒论类著作书目总览》中的部分日文资料，来自日本朋友曾山荣子女士和李云祥先生的馈赠，在此谨致谢忱！

　　由于现代资料匮乏，致该《伤寒论类著作书目总览》尚不完整，待日后继续搜集，以臻完善。

李顺保

2015 年 2 月

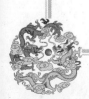